县域医共体模式下的高血压分级管理
以西昌市为例

范从华　著

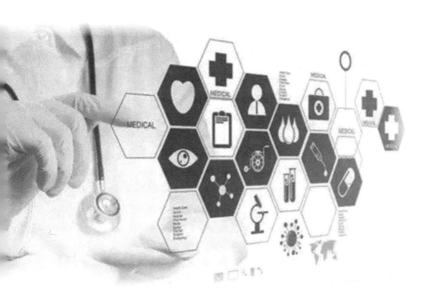

汕頭大學出版社

图书在版编目（CIP）数据

县域医共体模式下的高血压分级管理 ：以西昌市为
例 / 范从华著. -- 汕头 ：汕头大学出版社，2021.8
ISBN 978-7-5658-4394-5

Ⅰ．①县… Ⅱ．①范… Ⅲ．①高血压－防治－分级管
理－西昌 Ⅳ．①R544.1

中国版本图书馆CIP数据核字(2021)第155080号

县域医共体模式下的高血压分级管理：以西昌市为例
XIANYU YIGONGTI MOSHIXIA DE GAOXUEYA FENJI GUANLI ： YI XICHANGSHI WEILI

作　　者：范从华
责任编辑：郭　炜
责任技编：黄东生
封面设计：徐逍逍
出版发行：汕头大学出版社
　　　　　广东省汕头市大学路243号汕头大学校园内　　邮政编码：515063
电　　话：0754-82904613
印　　刷：三河市嵩川印刷有限公司
开　　本：710mm×1000 mm　1/16
印　　张：7.75
字　　数：121 千字
版　　次：2021 年 8 月第 1 版
印　　次：2022 年 1 月第 1 次印刷
定　　价：68.00 元
ISBN 978-7-5658-4394-5

前　言

高血压病的累积人口在我国不断增加，分级管理模式的提出为社区高血压患者提供了一条有效的干预管理方法。县域医共体模式是深化医改的重要步骤和制度创新，是新时代推动分级诊疗制度建设的重要举措。

本书围绕"县域医共体模式下的高血压分级管理：以西昌市为例"展开论述，在内容编排上共设置七章，第一章是县域医共体概述，内容包含相关理念依据诠释、县域医共体的影响因素、县域医共体的整合机制；第二章通过高血压与流行病学、高血压与生物学两个方面探讨高血压的学科理论；第三章是高血压分级管理应用，内容涵盖高血压的筛查与诊断、高血压分级诊疗实施、高血压分级管理与预防效果；第四章探讨中国县域医共体实施现状与成果；第五章是对县域医共体模式下的高血压分级管理进行研究，内容囊括凉山县域医共体模式下的高血压分级管理可行性、凉山县域医共体模式下的医务人员职责与培训、凉山县域医共体模式下的高血压达标中心建设。

本书体系完整、视野开阔，层次清晰，对县域医共体模式下的高血压分级管理的概念范畴、理论基础、内容方法等进行系统梳理和阐述。而且针对性强、适用性广，可读性、实用性较强，紧密结合西昌市医共体的建设现状，抓紧时代脉搏，比较全面地阐释了县域医共体模式下的高血压分级管理。

笔者在撰写本书的过程中，得到了许多专家学者的帮助和指导，在此表示诚挚的谢意。由于笔者水平有限，加之时间仓促，书中所涉及的内容难免有疏漏之处，希望各位读者多提宝贵意见，以便笔者进一步修改，使之更加完善。

目 录

第一章 县域医共体概述

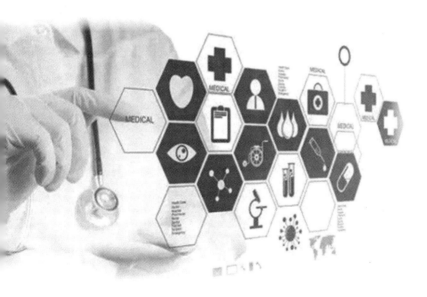

县域医疗服务共同体是指以县级医院为龙头，整合县乡医疗卫生资源，实施集团化运营管理。本章内容涉及县域医共体相关理念依据诠释、县域医共体的影响因素、县域医共体的整合机制。

第一节　相关理念依据诠释

一、整合医疗与医共体

(一) 整合医疗

整合医疗的概念大约在 20 世纪 60 年代出现，在时代的发展进程中，人们对整合医疗的认知也在不断发展，人们对整合医疗的定义有以下七种：

（1）整合是根据环境需要，不同部门间需要通过一致努力而存在的协作状态的质量。整合的服务系统是向确定的人口提供或安排提供协调性和连续性服务的一种组织网络，愿意在临床和财政上对服务对象的健康和产出负责。整合医疗的内容包括功能整合、人员整合、诊疗整合。

（2）整合医疗是建立在病人整体诊疗观的基础上，连接和协调不同层次提供者的各个方面，以满足病人需求的一种组织过程。对这一理念进行拓展，可以认为整合医疗是把投入、筹资、服务提供、管理、组织以及与临床服务整合在一起，建立各类保健部门及相互之间连接、联合和合作关系，以改善服务可及性。

（3）整合医疗服务是对医疗服务进行组织和管理，确保居民在需要的时候，通过不同水平的卫生体系，获得所需的可持续、治疗性的服务。医疗服务体系整合应包括建立和完善服务提供、卫生人力、信息资源、卫生技术及药品供应、卫生筹资、领导与治理能力等内容，才能实现居民健康促进和健康水平的提高，提高医疗卫生服务体系的反应性，降低卫生筹资风险，提升服务效率。

（4）我国的医疗卫生服务整合的概念框架应包括八个方面，即功能的整合、组织管理的整合、医师团队的整合、服务提供的整合、规范的整合、病人保健的整合、系统的整合。医疗服务体系整合的构成要素包括结构要素和过程要素，结构要素为连续性、整合性的服务提供必备的体制；过程要素是基于结构要素的一系列机制和功能，确保提供服务的连续性和可负担性。

（5）医疗服务体系整合的内容通常包括四个基本维度，即服务提供、治理机制、组织管理和筹资支付。

（6）医疗服务体系纵向整合应包括六大机制，即经济契约关系、整合制度、组织内部管理、技术支持工具、医护人员个体层面拥有整合的相关知识和经验、整合文化。

（7）整合医疗的制度性条件包括医保支付方式改革和医疗机构之间的整合以及医疗机构与医保机构间的整合。

（二）医共体

1.医共体概念界定

此处将"医共体"的概念等同于"医联体"，其理论基础主要是基于医共体的理论基础。[①] 医共体又称医疗联盟、医疗集团，国内对于医共体的概念认识大致相似，通常有以下四种：

（1）纵向型医共体是指由一定区域范围内高层级的医疗机构（如三级医院或二级医院），联合区域范围内低层级的基层医疗卫生机构（社区卫生服务机构、乡镇卫生院、村卫生室等），组成纵向协作的卫星式服务组织形式，使得区域内各层级医疗机构形成一个分级诊疗秩序良好、层级分明、功能定位清晰、方便患者有效合理适度使用卫生服务资源的整合型卫生服务组织。

（2）医共体是一定地域内不同类型层级的公立医疗机构组合起来，成立协作联盟或组建医疗集团，成为利益共同体和责任共同体。

（3）医共体是由二、三级综合医院和社区卫生服务中心组成的跨行政隶属关系、跨资产所属关系的医疗机构联合体。

（4）医共体是由不同级别、类别医疗机构之间，通过纵向或横向医疗资源整合所形成的医疗机构联合组织。

---

① 曹艳芳.H 市县域医共体建设问题与对策 [D]. 合肥：安徽大学，2018：9–16.

综合以上定义，可以认为医共体是指在一定区域内不同类型、层级的医疗机构通过某种形式如跨行政隶属关系、跨资产所属关系等组合起来，成为一种利益共同体、责任共同体、发展共同体。

目前，根据联结方式划分，国内医共体主要可分为实体医共体和虚拟医共体。实体联合体如兼并重组和医疗集团，是以所有权和资产整合为基础，形成服务提供实体，机构间有共同的财务责任。虚拟联合体如集团式联合体和契约式联合体等，是以技术、管理、信息等要素为联合基础，资产所有权不变。根据紧密程度划分，医共体可分为松散型医共体（如技术援助、契约式联合体、远程医疗）、紧密型医共体（如医疗集团）、混合型医共体（如集团式联合体、托管经营）。而县域主要实行的模式为松散型医共体和混合型医共体，实行紧密型医共体则相对较少。

2. 医共体整合内容

医共体是医疗卫生服务体系的纵向整合形式，完善的医共体能充分调动区域各相关方（包括政府部门、医疗卫生机构、社会其他单位以及居民等）的广泛参与，建立科学合理的管理体制、运行机制、激励机制等制度保障联合体有效、可持续发展，实现区域医疗卫生机构的管理制度、人员使用、技术标准、药品供应等资源的一体化，使居民能够获得便捷、高效、优质、以人为中心、连续性、全生命周期的医疗卫生服务，最终实现居民健康水平的提高，医疗资源的高效使用，医疗费用的合理控制，各相关方积极性的提高等改革目标。

因此，完善的医共体改革内容应包括治理机制、筹资支付、组织管理、服务提供等维度的有效实施，其中治理机制主要包括医共体的治理结构和力度，以及社会和部门参与措施；筹资支付是指医共体内以促进整合为目的建立的资源分配机制和筹资激励机制；组织管理主要指的是对医共体内部临床、行政和后勤支持部门等人力资源配置方式和有效的管理方式；服务提供主要包括明确服务人群、服务需求、服务提供模式和转诊机制等。

3. 医共体成效指标

由于医共体是对医疗服务体系的全面整合，其政策实施必然涉及不同方面、层级的内容，对其进行效果评价具有一定的难度。此处充分考虑指标的代表性、操作性和可获得性，拟从以下四方面对医共体成效进行初步评价：

（1）医疗资源配置方面，用于反映医共体内医疗资源的流动情况以及满足区域医疗服务需求的程度，如医疗机构床位数、卫生人员数、全科医生数等指标。

（2）医疗费用控制方面，用于反映医共体内筹资支付情况，有效控制区域医疗费用以及居民医疗费用负担程度，如次均门诊费用、人均住院费用、个人自付比例等指标。

（3）医疗服务效率方面，用于反映医共体内医疗机构的整体效率，如平均住院率、病床使用率等指标。

（4）患者流向方面，用于反映医共体内医疗机构合作情况以及服务提供能力，如县级公立医院下转入次数、乡镇卫生院上转入次数、县域内就诊率、县级公立医院及乡镇卫生院诊疗量占比、患者满意度等指标。

二、医共体理论基础

(一) 公共产品理论

公共产品理论是研究公共服务的理论基础。公共产品的概念是相对于社会中的每个个体来讲的，每个人对该产品的消耗不会影响其他个体对这种产品的使用量。

公共产品具有消费的非竞争性及受益的非排他性等显著特征。根据这些特征，一般将公共产品分为纯公共产品和准公共产品。大多数人认为真正的纯公共产品是很少的，准公共产品的范围则较宽。但不论如何，在其供给中政府都承担着不可推卸的责任。公共产品本质属性体现为公平性，即通过公共产品的供给达到社会公平、保障社会制度运行。同时公共产品供给是增进社会福利的重要体现，当公共产品配置失衡时，政府应当纠正失衡，从而促进社会福利的最大化。

目前关于医疗卫生体系中提供的服务属性，学界的说法不一。一方面，人们认为医疗服务属于私人产品，而有的则认为应当属于公共产品，由国家来承担。另一方面，人们认同医疗服务应当属于公共产品的一般范畴，政府部门在其中承担着不可或缺的角色。因为医疗服务市场属于一种特殊性的市场，供需双方存在着严重的信息不对称等因素而导致市场失灵，使得一系列问题产生。所以政府在其中应当发挥主导作用。

县域医共体相关政策的实施正是为了落实政府办医责任，面向全社会提供保障医疗卫生服务供给的公平性，保障其覆盖社会每位成员和城乡每个区域，满足公众的就医需求，增进社会福利。但对于县域医共体组建中的政府责任和范围的界定仍是需要进一步明确的。

另外，公共产品不论由哪个部门来进行都需要耗费相应的资源，而资源又是稀缺的，所以要保障资源配置的有效性。县域医共体的组建作为一种新的方式，通过优化县乡村三级医疗卫生机构的资源配置，促使资源下沉、提高资源使用效率。县域医共体的构建模式能够更好地向农村地区提供基本医疗卫生服务，促进基本公共服务实现均等化，使得农村居民在看病难、看病贵等方面问题减少。所以公共产品理论为开展县域医共体的相关研究提供了相关的支撑。

(二) 激励相容理论

激励相容的概念是博弈论中的核心理论。激励相容指的是，假如有一种合理的制度安排，能够促使行为人在追逐个人利益最大化的同时，恰好与组织实现组织价值最大化的目标相契合，从而实现个人和组织在最大程度上的共同满意，这样的一种制度安排就是激励相容。

激励相容是基于"理性经济人"的假设基础之上的，该理论认为每个人都会采取对自己有利的行动，而为了避免道德风险，需要制定一种既符合个人又符合组织的利益制度设计。激励相容本质上是整体性思维的体现，即要达到各方都满意的整体目标，其实就是涉及利益共享与分配的问题。通过一种合理的利益分配，充分调动各利益主体的整体意识，避免个人做出违背组织价值或阻止使命的事，使得自利、互利和社会利益能融合，从而构建多方的利益相容。

利益问题是当前医疗卫生体制改革的关键要素，医疗体制改革中激励相容的理念可以获得各个主体的支持，从而有效推进改革进程。县域医共体的建设，既要实现县乡村三级医疗卫生机构及其医务人员各自的利益，也要保障医共体这种政策制度的安排所要达到的目标，即满足县域内居民就医的便捷性、可及性与可负担性等，保障他们基本的健康服务需求和生命权的底线特征。所以，县域医共体能改革成功关键在于建立共容的利益，建立合理的利益均衡与共享机制，实现整体的目标方可获得持续发展。通过引入激励相容的理念来调动县域医共体建设过程中相关各方的积极性、平衡各利益主体的关系，利于促进相关政策的实施。

第二节　县域医共体的影响因素

一、医共体建设对卫生服务水平的影响

随着县域医共体建设的推进，基层医疗卫生机构的医疗服务能力有所提升，但公共卫生服务水平是否因此而弱化成为广泛关注的问题。根据定量分析可以发现，医共体试点县域的公共卫生服务情况不仅并未出现显著弱化的情况，还得到了一定程度的提升。医共体建设前后，在医疗卫生资源方面，各试点县域床位数均保持稳定；人力资源情况呈现较为显著的增长态势。在公共卫生项目完成率方面，各试点县域传统公共卫生服务项目覆盖率整体上保持稳定；新兴公共卫生服务项目和家庭医生签约服务覆盖率整体上有所提升，随着医共体建设的开展，公共卫生的专业化水平和服务能力也得到了加强[①]。

在新型冠状病毒肺炎疫情暴发以来，县域医共体也通过其高效的执行力和广泛的影响力发挥着重要作用。通过做好发热患者筛查、加强密切接触人员管理及广泛动员与宣传，促进了居民疾病防护意识的提高，增强了基层医疗卫生机构的疫情防控能力。

但是，仅从医共体建设后的数据上看，人力资源建设面临着一定的瓶颈，招人难、留人难的现状仍然存在；仅从完成率的数值上看，许多公共卫生项目仍有待进一步加强。尤其是老年病、慢病和家庭医生签约服务完成情况，由于县情不同，在不同县域有较大差别。一些公共卫生服务项目在推进过程中也遇到了瓶颈，家庭医生签约服务没有得到充分利用等。因此，在县

---

① 林伟龙. 基于利益相关者分析的安徽省天长市县域医共体实践研究 [D]. 北京协和医学院，2017.

域医共体建设过程中，有必要对公共卫生工作进行进一步强化。

二、医共体建设对卫生服务水平的影响因素

县域医共体建设对公共卫生服务水平有三个维度的影响因素，分别是事前因素、事中因素与事后因素。

事前因素包括指导方针、机构设置与财政支持三种类型，其中，机构设置和财政支持由政府的指导方针所决定，事前要素对医共体公共卫生工作起到了指导性和支持性的作用，而影响医共体公共卫生服务水平的事中要素和事后要素就包括这些具体的工作内容。

事中因素包括医防协同理念、能力建设及服务建设三种类型。其中，能力建设指以提升公共卫生服务能力为目的的影响因素，包括公共卫生专业化建设和信息化建设两种；服务建设涉及为居民提供的具体公共卫生服务，包括家庭医生服务和健康管理服务，而医防协同理念贯穿于所有的能力建设和服务建设当中。

事后因素包括考核制度与激励制度。它们不仅是对公共卫生工作进行控制与强化的有效手段，而且对指导方针政策随着实际情况进行调整具有反馈性的作用。作为重要的控制手段，考核与激励两者密不可分，绩效考核是激励的前提条件，激励是绩效考核的目的所在。

三、医共体建设影响因素在卫生服务水平中的作用

县域医共体对公共卫生服务水平的影响因素按照作用阶段可分为事前要素、事中要素、事后要素三种类别。这三类要素发生作用的阶段不同，但都对公共卫生服务水平产生重要的影响，其彼此之间也发生作用。

完备的事前要素是公共卫生服务水平提高的必要前提和基础。事前因素既促进了医共体医疗卫生资源的下沉，也推进了公共卫生服务项目的完成，在所有影响因素中起到提纲挈领的作用。在事中要素方面，医共体以医防协同理念为核心，通过专业化建设和信息化建设，为居民提供完善而便利的家庭医生服务和健康管理服务。这种全新的公共卫生服务体系吸引着居民积极参与到医共体建设中，提升了居民满意度，促进了基层医疗卫生能力的提升，强化了公共卫生项目的完成。而事后要素是对公共卫生服务进行控制

和监管的重要手段。通过事后要素的构建，各县域医共体医疗卫生资源得到了强化，卫技人员数量稳步提升。通过对公共卫生项目和家庭医生签约的考核和监管，公共卫生服务水平得到了有效提高。

在这三种影响因素中，事前要素对事中与事后要素产生指导性作用，事后要素对事中要素进行控制，为事前要素的进一步调整提供反馈，三者成为一个有机的整体。随着县域医共体建设的推进，县域医疗卫生资源进一步下沉，公共卫生项目完成率得到提升。随着机制体制的进一步构建，县域医共体建设将继续对医共体内公共卫生服务水平的提升带来全方位的强化。

第三节　县域医共体的整合机制

一、优化完善的治理机制

当前，国内探索的大部分医共体模式都是政府主导的、松散型的上下层级机构的自由组合、分工协作，尽管政府在推动县域医共体政策实施中扮演着巨大作用，但如果医共体的治理机制散乱无章，仅有政府的命令，会使医共体内部医疗卫生机构"机械式"开展工作，甚至一旦政府部门放手让医共体内部自己运行，若无完善的治理机制，则最终会导致改革流于形式。完善的治理机制，可以促进医共体内部各医疗机构建立更为紧密的联系，为县域医共体的顺利实施奠定良好的工作基础[①]。

二、合理的利益平衡机制

利益问题是影响县域医共体可持续发展的关键所在，而在多数医共体模式内尚缺乏实现共赢的利益分配机制。适当的激励结构的功能发挥，能够促进医共体模式的发展，而这种激励结构则是由医保支付制度所造成的。

当前，我国很多地方的医共体改革虽然有在探索新的医保支付方式改革，然而实际仍是在使用按项目收费的医保支付方式，由此导致了医保支付方式无法发挥杠杆作用来引导医共体内部的医疗卫生机构和患者的行为。因

① 尹红燕，谢瑞瑾，马玉龙，等．安徽省医共体模式的探索和实践 [J]．中国卫生政策研究，2017，10(07)：28-32.

此，即便医共体模式越来越得到地方的重视，按项目付费的支付方式仍然让医共体中的医疗卫生机构看重自己的利益，不断地吸收更多患者，提供更多的医疗服务，造成医共体牵头单位的虹吸现象，医共体的目标也就无法实现。

如果实行按人头总额预算付费，新农合医保基金结余全部留用，超支则由牵头医院弥补。通过预算基金结余的再分配，对县、乡两级医疗卫生机构进行经济利益调配，这样可以为县域医共体内医疗卫生机构之间的合作提供持续有力的经济激励，很大程度上激发医疗卫生机构主动控费的积极性，引导医疗卫生机构从只注重医疗服务转向防治结合。同时又明确了各级医疗卫生机构的功能定位，即县级医院主要负责疑难杂症等重大疾病诊治，控制大病患者往外流出，从而减少县域外医保基金的过度使用，一方面也能控制县域医疗费用的增长，另一方面也能够增加基层医疗卫生机构的医疗收入，提高基层医务人员的积极性。

同时，实行按人头付费也存在诸如医疗卫生机构通过减少服务量或者降低服务质量来提高收入的风险，因此卫生部门和医保部门有必要加强对医疗卫生机构的服务监管，各级医疗卫生机构也应在新的改革环境下，不断提高医疗服务质量，提高患者的满意度，让患者真正留在县域内。

三、以人为本的一体化医疗服务

以人为本的卫生服务，是为让患者、家属和所在的社区共同参与到诊疗服务中，他们作为卫生服务的受益人，同时也是参与者，对于服务体系充满信任；同时服务体系也能够以人性化、一体化方式，根据他们的需要和偏好提供服务。

一体化的卫生服务是指将包括健康促进、疾病预防、治疗和临终关怀等在内的各种医疗卫生服务的管理和服务提供整合在一起，根据健康需要，协调各级各类医疗卫生机构为病患提供终生连贯的服务。县域医共体作为纵向整合医疗的一种方式，其根本目的就是要实行以人为本的一体化服务模式，满足居民的医疗卫生需求。

在开展县域医共体政策实施过程中，可以通过转变医院医疗服务提供理念，由重治疗到重预防，更多地将患者往基层下转；组建各科医生团队，开展重点人群签约服务，为居民提供常见病、多发病诊疗和双向转诊服务、基本公共卫生服务以及健康管理等一体化的各科服务。该服务模式的转变有助于促进各级医疗卫生机构的角色和职能的转变，从而满足居民的各类卫生服务需求；同时有利于提高居民对基层卫生服务的信任度，改变居民只愿到大医院就医的意识。

四、共享信息资源

信息化平台建设对于县域医共体内部实现双向转诊、分级诊疗体系创造了新的契机，同时在医共体内部医疗卫生机构精细化管理、人员绩效考核以及医保结算等业务管理上发挥着重要的作用。

目前，大多数地方医共体都存在着信息网络不够完善、信息化建设不同步的问题，信息网络仅有诸如健康档案、远程医疗等医疗服务提供的辅助性功能，缺乏对内部人财物统一管理以及衡量健康产出等平台。因此，实现医共体内的基层医疗卫生机构与县级公立医院纵向的互联互通十分重要。

第三章　高血压的学科理论

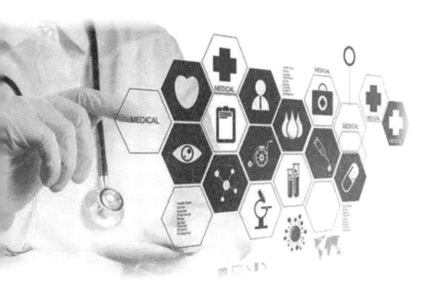

高血压在世界范围内都是一种发病率较高的常见病，世界各国的患病率高达 10%～20%，并可导致心脏、脑血管、肾脏和其他血管系统的病变，是危害人类健康的主要疾病。本章主要论述的是高血压与流行病学、高血压与生物学。

第一节　高血压与流行病学

自从 20 世纪 70 年代以来，许多大样本流行病学资料的公布使人们认识到，血压愈高，脑卒中、冠心病、糖尿病、心力衰竭以及肾功能不全的危险愈大。而积极干预高血压人群、降低血压水平，则可显著减少人群的心、脑、肾并发症，改善其预后。对这一问题认识的提高，使得近半个世纪以来，许多从事流行病学、统计学、临床医疗、基础研究、营养以及社会心理学等方面的学者和专业人员都投入到高血压防治工作中。同时，循证医学证据的积累也直接导致了欧美及我国高血压防治指南的出台和不断更新，这为临床一线人员日常治疗高血压的实践活动提供了更为有力和规范化的依据。

一、高血压的概念与分类

（一）高血压的概念

对血压升高的界定是人为的，人类在划分正常血压与高血压界限的研究中经历了漫长的过程和较大的变化。高血压简单的定义是指体循环动脉收缩期和（或）舒张期血压持续升高，一般指非同日 3 次测量血压，当收缩压 ＞140mmHg（18.7kPa）和（或）舒张压＞90mmHg（12.0kPa）时，即考虑存在高血压。当对特定人群做相应检查排除继发性高血压后，即可诊断为原发性高血压（简称高血压）。测量血压时必须在安静环境下休息 10 分钟以上才可进行，一般采取坐位，上臂裸露，使其与心脏保持同一水平。测量 3 次，每次间隔 2 分钟，然后取其均值。如血压不正常则需做好解释工作，解除顾虑，改日复查。因血压的波动性可受许多因素的影响，如吸烟、饮酒、喝咖啡、膀胱储尿，故测血压前30分钟内应避免上述因素的影响。鉴于原发性高血压不仅本身是独立的一类疾病，也是脑卒中、冠心病、肾功能不全的重要危险因素，因此，新近对高血压有了更为完善的定义，即高血压是一种以动脉血压持续升高为特征，可伴有心脏、血管、脑和肾等器官功能性或器质性改变的全身性疾病。

一个高血压个体有多个中等程度的危险因素，要比有一个高危险因素的个体危险性大。如一个收缩压（SBP）为136mmHg且吸烟的患者与SBP为170mmHg但无其他危险因素患者10年内发生脑卒中的危险相同。一个不吸烟、不患有糖尿病的50岁女性，总胆固醇（TC）4.0mmol/L、高密度脂蛋白胆固醇（HDL-C）1.6mmol/L、SBP130mmHg，其5年内发生心血管危险度为1%；同一女性如有吸烟、TC为7.0mmol/L、HDL-C为1.0mmol/L，5年内发生心血管危险度就升高到10%；假如她又患糖尿病，5年内危险度就增加到20%。由此可见多危险因素的综合作用效应要比单纯的高血压、高血脂、糖尿病严重得多。近年来许多大型临床试验证实降压治疗后，脑卒中、心肌梗死与心力衰竭的发病率分别减少35%～40%、20%～25%和50%以上；他汀类降脂治疗后可使冠心病事件与脑卒中危险分别减少33%与29%；降糖治疗可使大血管和微血管并发症分别减少12%和25%。这些证据表明多因素、多途径干预是全面控制心血管病、改善高血压预后的必由之路。因此对高血压的新定义、新分期以评估心血管危险性，有助于全面、综合干预心血管疾病的危险因素。

(二) 高血压的分类

1. 按病因分类

（1）原发性。高血压在人群中所发现的血压升高者，有90%以上查不出具体、明确病因，称为原发性高血压或高血压病，简称高血压。原发性高血压的病因无法简单确定，因为它是由遗传和环境因素共同起作用的多病因、多基因疾病。

（2）继发性。高血压是指已有明确病因的高血压，如肾实质性高血压、肾血管性高血压、内分泌性高血压等。因此，对于血压升高的患者应详细询问病史，进行全面体检和必要的实验室、影像学检查，尽量寻找可能的病因。因为有些继发性高血压可通过手术得到根治，如果未查明原因就以原发性高血压长期予以药物治疗，不仅效果差，而且贻误根治时机。

2. 按舒张压和（或）收缩压水平分类

既往临床重视用舒张压来确定高血压，这是因为20世纪70年代至80年代许多临床随机试验都是用舒张压作为标准。当时认为舒张压比收缩压波动小，有利于疗效的判定，因此舒张压曾被认为是比收缩压更重要的脑血管病和冠心病的预测因子。20世纪90年代后，许多观察性研究证实收缩压和舒张压均与脑卒中及冠心病危险独立相关，且这种关系是连续的逐级递增的。

收缩压也是重要的脑血管病和冠心病危险的预测因子，有研究提示老年收缩压升高危害更大。老年人收缩压随年龄的增长而上升，而舒张压在60岁后则缓慢下降。收缩压与脑卒中和冠心病发病均呈正相关。有些资料也显示老年人脉压增大是比收缩压和舒张压更重要的心血管事件的预测因子，老年人基线脉压与总死亡、心血管性死亡、脑卒中和冠心病发病均呈显著正相关。有关随机试验也证明降压治疗对单纯收缩期高血压患者是有益的。

鉴于已有的一系列大型随机对照试验均支持对单纯收缩期高血压和舒张期高血压患者予以治疗，因此，在临床实践中应当用收缩压和舒张压水平全面评估、指导治疗。

3. 按血压水平分类

正常血压与高血压之间并无截然的分界线，血压水平与心血管发病危险之间的关系是连续的，因此，对高血压的任何数字定义和分类均是武断的，所谓"理想血压"的提法也是不适当的。

血压分为正常、正常高值及高血压。JNC7将血压 120～139/80～89mmHg 定为高血压前期，有可能引起这部分人群的精神恐慌，且证据不足。将 120～139/80～89mmHg 定为正常高值，是因为我国流行病学研究表明，在此水平人群10年中心血管发病危险较 ＜110/75mmHg 水平者增加1倍以上。血压 120～129/80～84mmHg 和 130～139/85～89mmHg 中年人群10年成为高血压患者的比例分别达45％和64％。对血压正常高值人群应提倡改善生活方式，以预防高血压及心血管病的发生。

二、高血压流行病学

大量流行病学研究资料均表明，血压值增高与心血管疾病危险性相关。这种相关是强的、连续的和逐渐变化的，没有任何明显的阈值水平。在男性和女性、年轻人和老年人、有或无已知的冠心病、脑卒中患者中均可表现出这种相关性；在不同民族、种族中也可观察到。与其他危险因素一样，血压是有轨迹的，这种轨迹指个体血压值在其一生中具有稳定性，即逐渐上升或正常的趋势。但一个人的血压在昼夜期间却是不稳定的，而心血管疾病发病风险并不受这种血压不稳定的影响，因为决定心血管危险的是昼夜的平均血压值。

（一）我国高血压流行状况

我国人群流行病学调查表明，脑卒中是威胁我国人民健康的重大疾病。有研究提示脑卒中发病率约250/10万人，而冠心病发病率约50/10万人。脑卒中发病率是冠心病的5倍。因此，我国心血管病防治的重点是预防脑卒中。脑卒中的主要危险因素是高血压，积极控制高血压是预防脑卒中的重要措施。

我国人群血压水平从110/75mmHg开始，随着血压水平升高而心血管发病危险持续增加，与血压＜110/75mmHg比较，血压在120～129/80～84mmHg时，心血管发病危险增加1倍，血压在140～149/90～94mmHg时，心血管发病危险增加2倍，血压＞180/110mmHg时，心血管发病危险增加10倍。

经过多年的流行病学研究，现在人们对高血压在人群中的流行特征和规律有了比较清楚的认识。高血压流行的一般规律是：①高血压患病率与年龄呈正比；②女性更年期前患病率低于男性，更年期后高于男性；③有地理分布差异：一般规律是高纬度（寒冷）地区高于低纬度（温暖）地区。高海拔地区高于低海拔地区；④同一人群有季节差异，冬季患病率高于夏季；⑤与饮食习惯有关：人均盐和饱和脂肪摄入越高，平均血压水平越高。经常大量饮酒者血压水平高于不饮或少饮者；⑥与经济文化发展水平呈正相关：经济文化落后的欠发达地区很少有高血压，经济文化越发达，人均血压水平越高；⑦患病率与人群肥胖程度和精神压力呈正相关，与体力活动水平呈负相关；⑧高血压有一定的遗传基础：与直系亲属（尤其是父母及亲生子女之间）

血压有明显相关。不同种族和民族之间血压有一定的群体差异。

(二) 其他亚洲国家高血压患病率

亚洲地区人群种族比美国民族相对单纯，所以亚洲人群间高血压患病率较为接近，致高血压的因素也接近。在亚洲，体重指数的增大是预报高血压的有力因子，甚至在瘦人中也是如此。亚洲人群的研究资料得出靶器官的损害与其他致心血管的危险因素有关，如亚洲人脑卒中发病明显高于冠心病，其原因仍在研究。在东亚有关高血压人群资料不多，治疗方法又多种多样，比较东亚国家中日本、中国和韩国高血压患病率情况，结果显示日本最高，患病率与西方国家相似；中国次之，韩国略低。东亚国家高血压的主要死因是脑卒中，在这一点上亚太地区只有澳大利亚脑卒中死亡率比较高。但在冠心病死亡率方面，澳大利亚又与西方国家相似，也占主导地位，此点不同于东亚国家。

以上所显示的信息使人们了解到，东亚地区高血压患病率不同于西方国家，而血压对靶器官的损害也与西方有异。脑卒中在东亚国家高发而冠心病在西方国家占主导，其原因可能是东亚各国饱和脂肪的摄取率较低，因而其冠心病发病率低于西方。但需要指出的是，东亚人群中日本人高血压患病率虽然最高，但经年龄调整后脑卒中发病率却很低，解释这种矛盾的最好方法被认为是日本较好地控制了高血压从而减少了脑卒中的发生。其他亚洲国家由于缺乏翔实的大样本研究资料，很难准确评估该国家或地区的高血压患病率。

第二节 高血压与生物学

一、高血压与心脏疾病

(一) 高血压相关心脏损害

心脏功能、冠状动脉循环功能、高血压三者联系非常紧密。从许多独立的人口统计结果中，流行病学专家发现了高血压和心脏疾病之间的联系。个别医师注意到这种现象，并在具体高血压病人中探索心脏疾病的存在。控制高血压可减少未来心血管事件的相对危险，这一观点已被广泛接受，特别是高血压和冠心病的重要关系已被强调多年。下面论述的是与高血压相关的心脏结构和功能变化，以及在实际工作中的运用。主要包括以下方面：

1. 高血压与冠状动脉缺血

高血压是一个长期逐渐进展的慢性疾病，大量纵向随访资料证实高血压最终将导致心、脑、肾和血管病变。高血压同时又是动脉粥样硬化的重要危险因素之一，这已由弗雷明汉研究所证实，这些研究表明，血压升高在任何年龄、性别都是冠心病的独立危险因素之一，研究显示血压水平与冠心病发病呈连续的、逐步升高的关联性。美国联合方案由 5 个前瞻性研究人群组成，研究表明舒张压的水平与日后发生冠心病的危险呈正相关，收缩压（SBP）升高对冠心病的影响与舒张压相似，收缩压越高，发生冠心病的危险越大。随着收缩压或舒张压水平的增高，冠心病发病率也明显增高；值得提出的是，SBP 在 120～139mmHg 冠心病的发病相对危险比 SBP < 120mmHg 的人群增高 40%，在 140～159mmHg 者增高 1.3 倍。[①]

2. 高血压与瓣膜功能

高血压与退行性心脏瓣膜病有明确的关联，二尖瓣瓣膜和主动脉瓣膜功能尤其突出。有两种有害现象的解释被广泛地认可：随着冠状动脉粥样硬化，瓣膜结构退行性改变；随着动脉循环负荷增加，血管顺应性和结构发生变化。

3. 高血压与左心室肥厚

心脏损害与高血压有密切关系，高血压时外周血管阻力增加，左心室负荷增加。长时间后，左心房因左心室顺应性下降而首先扩大，继而左心室因代偿而逐渐肥厚，最终也发生扩张。左心室肥厚是冠心病的独立危险因素，出现在心力衰竭之前，当代偿功能失调时可出现左心衰竭和全心衰竭。在排除其他足以引起左心室病变的原因后，则可诊断为高血压病Ⅲ期，左心衰竭或全心衰竭。超声心动图可以准确地测量左心房、左心室、室间隔和左室后壁厚度及心脏收缩和舒张功能，超声心动图可将左心室肥厚分为：①向

① 瘳新学，王礼春，李欣. 高血压基础与临床 [M]. 北京：人民军医出版社，2011.

心性对称性肥厚。左心室压力负荷增加可引起心脏向心性肥厚，心脏重量与容积的比值增大，心室腔扩大。高血压病时的左心室肥厚大多是对称性的，但 1/3 左右的以室间隔增厚为主，室间隔肥厚常长端先出现，提示高血压时最先影响左心室流出道。②不对称性左心室肥厚。约 14% 的高血压病患者可表现为不对称性左心室肥厚。③离心性左心室肥大（又称为扩张性心室肥厚）。长期严重的压力负荷过重伴有进行性心肌肥厚，同时当前负荷增加，致左室腔扩大，引起扩张型肥厚。该型 X 线检查心影明显扩大伴肺淤血。临床上可出现呼吸困难、组织水肿及心肌灌注不足的表现。

4. 高血压与早期心功能不全

高血压最早影响心脏的左心室舒张期功能，早期病人症状不明显，通过一系列检查才能得知，这一阶段称心功能不全（代偿期）。一般起病数年之后病人才会出现典型的心力衰竭临床症状，这一阶段称心力衰竭的失代偿期。反复或持续发作的左心衰竭可影响右心室功能，从而发展为全心衰竭。90% 心力衰竭病人在心力衰竭前都存在高血压，高血压病人发生心力衰竭的危险性增加 2~3 倍。在高血压持续存在的情况下，会发生心血管的重构，高血压左心室肥厚（LVH）的发生率为 40% 左右。高血压病导致 LVH 主要表现在心肌细胞质量增加、体积增大，从而引起心室壁增厚、心腔扩大、左心室重量增加。据文献报道原发性高血压左心室肥厚的检出率 23%~48%。流行病学资料证实高血压左心室肥厚（HLVH）是心血管病死亡和猝死的危险因素，其病死率较无 LVH 者增加 8 倍。HLVH 的动物实验模型显示：心肌随着左心室肥厚，心肌重量增加，血供相对减少，容易发生心肌缺血。高血压病患者细胞内游离 Ca^{2+} 增多，使心脏室壁应力增加，心肌松弛减慢，ATP 利用障碍，从而延缓了左心室快速充盈这一耗能过程，而后负荷的增加使左心室舒张末期容量增多，左心室舒张末压升高，室壁顺应性下降，故在高血压病早期甚至左心室肥厚出现前即可有舒张功能不全。所以防治心脏舒张功能减退对防治心力衰竭有重要意义。但是我国目前对高血压患者的早期心功能不全的诊断，尤其是社区高血压早期无症状心功能不全的筛查和干预缺乏有效的方法，常有病人在心力衰竭症状很明显时才就诊，失去了早期诊断和治疗的时机。所以社区范围内开展高血压患者无症状心功能不全早期诊断和干预研究，进一步作出评估，以利通过医疗、生活行为综合干预增加高血压的达标率，减缓心力衰竭的进展，减少心力衰竭的患病率和病死率，提高患者的生活质量，减少医疗费用的支出。

第一，基础调查。要通过社区卫生服务中心与三级综合医院联手，首先根据高血压诊断标准筛选出高血压1级和2级患者，利用分层抽样法对入选患者进行生化检查，心脏超声及心电图、X线胸片检查，筛查出有无症状心功能不全的所有患者，进行调查评估，以了解社区高血压患者对无症状心功能不全的知晓率，从而对入选患者进行早期干预。

第二，早期干预。积极控制高血压和开展健康教育的干预可有效降低冠心病事件发病率、病死率。

第三，早期诊断。在充血性心力衰竭（CHF）的早期阶段，即无症状左心室功能不全时期，患者左心室射血分数（LVEF）降低，但无心力衰竭的临床症状。然而，随时间的推移这部分患者可发展为有症状的心力衰竭。因此，筛选出这类人群并做必要的治疗，对改善心力衰竭的预后有重要意义。对于无症状左心室功能不全，目前尚无统一的诊断标准，现主要参照：①存在心肌损害的基础疾病或心血管危险因素如：冠心病、高血压病、心肌病、糖尿病、高脂血症、吸烟等；②有心功能减退的客观证据：左心室收缩功能减退（LVEF < 40%）。左心室舒张功能减退（E/A < 1为常用判断指标）；③充血性心力衰竭的症状或体征缺乏或不典型，NYHA心功能分级Ⅰ级。其他检查可参考心电信息学技术、X线胸片、核素造影等。

5. 高血压与心律失常

高血压心律失常的种类，主要包括房性心律失常、室性心律失常的传导阻滞。室性心律失常如室性期前收缩、室性心动过速、室颤等，大多与心肌肥厚直接有关；房性心律失常如房性期前收缩、房性心动过速、房扑、房颤等，一般继发于心肌肥厚。血压快速升高可诱发心律失常，而降低血压又可减少或消除室性心律失常。高血压心律失常白天较晚上多，尤其上午6~12时最为密集，与流行病调查中猝死发生的昼夜时间分布规律一致。严重室性心律失常可导致心绞痛、短暂性脑缺血发作或脑猝死；严重快速房性心律失常可使患者心功能迅速减退，易于发生心力衰竭。

因此，伴心律失常的高血压患者应引起临床足够重视，及早诊断与治疗并发心律失常。24小时心电图监测由于近年临床上普遍应用，使得高血压心律失常的检出率明显增高。同时，还可检测到心肌缺血（尤其无痛性心肌缺血）的发生。凡心电图有左心室肥厚和继发性 ST-T 改变，或超声心动图证实左心室肥厚，或有明显头晕、心悸甚至晕厥的高血压患者，均应做动态心电图检查，以检出猝死的高危人群。超声心动图诊断和左心室肥厚与各种程度分级的室性心律失常之间有肯定的相互关系，故当心电图提示左心室肥厚或心律失常证据时，超声心动图显得尤为重要。核素心肌显像左心室肥厚者核素心肌显像阳性率可达 70%～80%，但并不意味着一定是由于冠状动脉病变引起的心肌缺血。冠状动脉造影在高血压左心室肥厚者，冠状动脉造影所见大多显示冠状动脉主干及其分支明显增粗，血流加速，管壁较僵直，血管扩张能力降低。高血压心律失常的治疗包括：逆转左心室肥厚。钙拮抗药可在降低血压的同时逆转左心室肥厚，改善左心室舒张顺应性和心肌缺血，故在高血压左心室肥厚并发心律失常时，应首选钙拮抗药。血管紧张素转化酶抑制药可有效地控制夜间过高的血压水平，恢复血压昼夜节律，改善大动脉顺应性和保护缺血心肌。

因此，血管紧张素转化酶抑制药对左心室肥厚心律失常者有益。与钙拮抗药联合应用效果更佳，抗心律失常。当心律失常频繁发作，症状明显，影响日常工作与生活时，可应用抗心律失常药物予以控制，与其他病因引起的心律失常处理无明显区别。

（二）高血压心脏病的症状

由于各种伴随症状可能是药品不良反应，症状并不是诊断高血压或伴随疾病的敏感指标。运动后疼痛或呼吸困难、心悸、晕厥或晕厥前不适等心脏病的典型症状需要一系列有针对性的研究。

高血压患者心脏情况的研究对象为下列两种人群：无症状高血压患者，有明显心脏病症状或全身症状的患者。主诉是研究的主要内容，但这并不意味着症状与高血压之间存在因果关系，而且，仅仅通过临床症状来区分是否有高血压还存在较多的疑问，这个道理同样适应于高血压心脏病的诊断。

一个很好的例子就是高血压与头痛之间的一个研究。一般情况，较严重而且未经控制或未治疗的高血压与头痛之间的联系较为直接，但大部分研究都表明轻度高血压与头痛之间并没有因果联系。一些药物治疗后的症状与体位关系比较大（头晕，体位性头痛，和晕厥前期不适）。晕厥比较罕见，但其中有文献记载高血压伴真性晕厥比较常见，发病率约为25％。晕厥常和高血压、脑血管疾病、心脏功能不全有关。例如，晕厥在曾患或同时患窦房结、颈动脉窦疾病的老年高血压病患者中非常常见。患者神经退行性疾病主要通过自主神经兴奋而导致仰卧性高血压，体位性低血压。因此，对于老年患者，需要详细评估高血压的病因，以确定自主神经系统、动脉血管扩张功能和心脏功能等。

（三）高血压心脏疾病诊断指标

1. 心电图相关情况

（1）静态心电图对诊断高血压病患者心脏结构和功能的敏感性和特异性欠佳。

（2）P波可以更好地反映心房结构性重构。

（3）QT离散度并不一定反映左心室肥厚。

（4）超声心动图测得左心室肥厚患者的左心室电压可以成为独立预测影响因素。

（5）虽然不同种族左心室肥厚发生率不同，但心电图诊断敏感性和特异性是相似的。

2. 心电图对高血压心肌缺血的诊断

（1）虽然静息心电图变化的敏感性和特异性欠佳，但不会降低运动心电图在高血压心脏病诊断效应。

（2）假阳性和假阴性结果需要用其他必要的影像学进行诊断。

（3）药物负荷超声心动图（多巴酚丁胺或双嘧达莫）可以为临床心外膜冠状动脉疾病提供一个更重要、更敏感的诊断技术。

3. 普通心电图

目前，普通心电图作为一个实用工具已被普遍运用于人口调查。高血压病患者比正常人群容易出现心电图异常。例如，意大利世界卫生组织对1190例高血压病患者做了标准的12导联心电图记录。其中，心电图异常率为40.8％，其中男性患病率为42.4％，略高于女性患病率（39.4％）；心电图左心室肥厚男性（21.2％）比女性（14.5％）较高，但缺血心电图变化就不那么明显了；随着年龄增加，心电图异常的患病率增加，与左心室肥厚无关；在年轻男性（20～29岁）年龄组心电图异常率为11.1%～17.5%（可能某些是假阳性），而在老年男性组（60～64岁）异常率为12.4%～15.2%。部分心电图异常患者是由于非特异性假阳性的缺血、心肌梗死等引起的。

（1）高血压病P波变化。P波形态可能部分反映心房的大小和结构，因此体表心电图适用于广泛人群，无论是窦性心律还是持续性心房颤动的高血压病患者。一般高血压病患者静息心电图P波与心脏结构形态存在复杂的联系。在高血压患者中，最常见的心电图异常是异常P波（23%）、复极异常（10%），肢导联或胸导联QRS波电压异常（5.4%），单/双束支或室内传导异常（10%）等。虽然P波异常患者常表现出有较高的收缩压和心率，异常P波和其他种类的心电图异常之间并无明显相关性，由于缺乏敏感性，不能反映高血压的治疗效果和心脏结构变化。虽然异常P波波形有一定的预见性，但不能用简单的P波形态（持续时间和电压）代替左心房大小的超声心动图测量。另外，异常P波的形态和左心室多普勒充盈指数的关系还不能确定。因此，在高血压病患者，P波异常变化提示的左心房增大，也可能继发于受损心室时舒张障碍，而不是因为简单的左心房增大引起。使用P波信号平均心电图可以发现，高血压的早期阶段与长期的心房传导有关，该指标能更好地反映心房重构。

（2）Q-T间期和Q-T离散度。心率校正Q-T间期是心室复极研究的一个重要而且比较成熟的心电图指标。不论是冠心病患者还是普通人，治疗前心率校正Q-T间期与高死亡风险有非常大的联系。有研究者提出，QRS波的时间长短和左心室容量无关，而与近端左束支传导阻滞、不协调左心室活动/收缩有关。高血压病患者出现室内传导延迟，QRS波时间长都比较常见。这些往往与心外膜冠心病和心肌梗死有关，但通过超声心动图发现心室肥厚的可能性更大。因此，结构性变化（肥大）与功能性改变（缺血/梗死或内在传导性疾病）共存在高血压人群中，这使高血压心脏病的诊断变得更加复杂。

Q-T间期离散度是Q-T间期延长的分析形式（包括Q-T离散度、校正Q-T离散度、Q-T离散度指数），是通过标准的胸导联对整个心脏的标记，并用一个最大和最小Q-T间期相减，可以预测高血压患者的不良事件、心脏衰竭、冠状动脉疾病等风险，甚至对一般人群进行预测。高血压左心室肥厚（心室肥厚，部分未经处理的心室肥大）患者，Q-T 离散度可以发生变化。Q-T 离散度变异，R-R 间期可能与高血压和肥厚型心肌病自主神经病变有关。

（3）左心室肥厚的高血压患者心电图的使用。经过几十年的探索和研究，心室肥大的心电图诊断标准已经非常明确。未治疗的高血压患者，左心室肥厚心电图所使用最广泛的标准（SV1+RV5 或 RV6 > 35mm），与性别、种族身体质量指数等都无关。虽然心电图诊断左心室肥厚是较敏感的，但仍明显低于超声心动图对左心室的质量的评估。有实验多次尝试调整有关标准，在静息心电图的基础上通过修改电压标准以适应肥胖和心室肥厚或年龄的影响。这些方法通常有助于提高灵敏度，但往往只适应于老年人和女性，但是特异性低。总的来说，静息心电图，不是筛选老人心室肥厚的可靠方法。

（4）运动心电图对高血压诊断的研究。在高血压人群中，运动负荷试验诊断提供了血压和心电图的同步反应信息。高血压患者运动导致的血压升高则具有重要意义。使用踏步试验而简化运动测试已在评估测试阶段。利用运动试验协议，可以对高血压人群使用一般心脏负荷，也可以使用一种过度的心脏负荷，预测高血压病患者的病理状态。

通过使用气溶胶显像血液灌流的方法可以发现最大运动量心肌缺血的情况：收缩压男性 > 210mmHg 和女性 > 190mmHg 都不太可能出现核素灌注缺损（暂时的，固定的，或者可逆）。研究表明，较大的运动量引起的血压升高，与心肌灌注异常的相关度较低，不会带来任何的相关的死亡率增加。运动心电图在行为受限制的患者应严格控制，如老人、妇女和糖尿病患者，另外有些低敏感性（0.30% 的假阴性率）和低特异性（0.30% 的假阳性率总结）的群体也不适合做。

（5）连续动态心电图。动态心电图是高血压人群静止或运动状态的联合研究，不论是否有左心室肥厚心电图或超声心动图的证据，对于有症状或无症状高血压患者评估都有较好的指导性作用。

（6）负荷超声心动图。对运动能力有限、不能（或不会）达到足够运动水平的患者有诊断意义。该技术比心电图或核磁显像减少了对患者的依赖，主要受操作人员的技术及超声心动图的图像质量影响，可以应用于应激状态下的心脏。药物负荷通常使用多巴酚丁胺（用或不用阿托品）、腺苷，其优势是不需要病人运动身体，并且能在输入药品的时候实现分级成像的记录。通过对节段性室壁运动分析可以发现广泛的解剖位置对缺血的反应，以及对未来发生冠状动脉事件的可能性。高血压超声心动图中休息状态左心室射血分数和室壁运动对心血管危险事件的预后有预测作用。

（7）冠状动脉造影。原发性高血压是心肌缺血和心肌梗死的主要危险因素；高血压参与并加速冠心病发生和发展的机制，可能是高血压引起冠状动脉灌注压增高，使血管壁张力增大；持续的张力增大可引起血管内膜损伤，加快弹力纤维的退行性变及断裂，血管壁弹性成分容易疲劳和断裂，易发展为动脉瘤并最终导致破裂，血小板聚集，脂质沉积和中层平滑肌增生，同时，血管内皮损伤时，释放出较多的血管活性物质，如内皮素 -1，导致血管收缩。加之由损伤或炎症产生的细胞因子作用下，致血管壁增厚、僵硬，由于机械刺激和局部体液因子的作用可使血管壁反应性增殖，并使冠状动脉微小动脉重构，在粥样斑块形成的参与及其他危险因素的相互作用下，最后形成粥样纤维斑块，共同导致冠状动脉狭窄的形成，最终导致冠状动脉血流储备力的降低。原发性高血压是冠状动脉病变严重程度的相关因素；高血压患者病程愈长，冠状动脉造影病变程度及范围愈重，多支病变及弥漫病变的概率越大。

（8）血管钙化的影响及高血压电子束研究。电子束 CT（electron beam computed tomography，EBCT）又称超高速 CT（ultra-fast computed tomography，UFCT），美国医学博士于 1983 年开发并应用于临床。EBCT 由电子枪发射电子束，通过电子枪内的偏转线圈使电子束扫描钨靶，被扫描的钨靶产生往返的 X 线，以对患者进行扫描。扫描一帧图像仅需 50ms，比普通 CT 快几倍甚至十几倍，EBCT 特别适用于运动器官的检查，尤其适用于冠状动脉疾病（coro nary artery disease，CAD）的检查和诊断。我国自 1995 年引进了电子束 CT，1999 年 EBCT 冠状动脉钙化积分和冠状动脉造影这一检查诊断方法通过美国 FDA 认证，使 EBCT 在心血管疾病诊断的应用受到临床广泛重视。EBCT 在冠状动脉粥样硬化性心脏病的应用主要表现在四个方面：冠状动脉钙化及斑块检查、冠状动脉造影、心肌灌注和心脏功能分析，在冠状动脉病变的初步诊断和介入治疗筛选、冠状动脉支架以及搭桥血管的形态学评价方面可部分取代传统的插管法冠状动脉造影。

(四) 高血压心脏节律

(1) 高血压心脏节律的评估。

第一，心房扑动与心房颤动的诊断对高血压病人来说是很关键的。

第二，症状是反映心律失常的一个可靠的重要指标。

第三，无症状和症状性房颤是左心室肥厚和 (或) 血压控制不佳的有力指标。

第四，Q-T 离散度与死亡率有具体的联系，但没有证据表明增加 Q-T 离散度与高血压左心室肥厚和高血压猝死有关。

(2) 评估与高血压相关性的心律失常。高血压心律失常的诊断，主要包括两个方面，即心律失常的检测和确立心律失常与高血压之间的关系。

(3) 心房扑动和心房颤动。非瓣膜性心房纤颤是老年人常见的心律失常，其发病率随年龄增加而增加。心房纤颤可致严重的心功能不全及血栓栓塞，特别是脑卒中，是老年人致残致死的重要原因。原发性高血压患者心房纤颤的发生和持续与左心房扩大有关，其中以持续性心房纤颤者左心房扩大最明显。说明原发性高血压左心房扩大、左心房机械形态的改变是患者发生心房纤颤危险因子。其可能的机制为：心房纤颤的发生目前大多认为与房内折返假说有关，房内可同时存在 4～6 个子波即可维持房颤。心房越大可容纳的子波越多，就越易发生房颤，心房扩大增加了房颤的易感性和稳定性。

(4) 室性心律失常。原发性高血压所致心肌肥厚有心肌细胞本身的肥大与增殖，也有反应性间质纤维化和胶原增生，重构的心肌增加了心肌细胞之间电活动不均性从而易于电传导折返和异位兴奋灶的形成。原发性高血压左心室肥厚患者不仅容易发生室性心律失常，也有很高的室上性期前收缩发生率和发生非室性严重心律失常的危险性。

二、高血压与肾脏疾病

继发于肾实质疾病的肾性高血压是继发性高血压中最常见的一种，约占所有高血压的 5%。肾脏疾病和血压有独特的关系：一方面，肾功能不全可引起血压升高，同样，高血压可以加速肾功能丧失。有趣的是，高血压患病率随肾功能的衰减而增加。据估计有 80%～90% 终末期肾病患者患有高血压。虽然只有一小部分原发性高血压患者进一步发展为肾功能不全，但发生肾功能不全后可使收缩压增加 10mmHg。

在慢性肾实质疾病，高血压往往和更大的心血管风险发病率及死亡率相关。在合并肾脏疾病的情况下，如果控制收缩压 < 140mmHg，则可以预防或延迟高血压引起的血管或靶器官损伤。若能控制血压 < 130/80mmHg，则任何程度蛋白尿或大量白蛋白尿及不同阶段的慢性肾脏疾病均将有显著获益。合并慢性肾功能实质疾病的高血压患者，无论有无糖尿病，均会明显加快肾衰竭以及其他病理过程，如动脉粥样硬化。

（一）发病机制

肾脏实质疾病导致高血压的机制是复杂的，互动的，包括以下的四个方面。

第一，钠潴留。这直接与血浆容量扩张及高血压程度有关。肾小球功能逐渐丧失减少了患者肾排泄钠和水的能力，其结果是细胞外液增加，导致内源性毒毛花苷 G 样激素释放增加，抑制肾小管重吸收氯化钠以维持细胞外液平衡。抑制血管平滑肌的 Na^+/K^+-ATP 酶，进而导致细胞内 Ca^{2+} 增加引起血管收缩并增加血管活性药物的敏感性。动脉和静脉血管床的血容量过多可导致心排血量增加并使动脉血压随之增高。

第二，不适当的交感神经系统激活。肾衰竭患者存在着交感神经系统激活从而增加心排血量，加强钠潴留，影响压力所致的尿钠排泄，同时导致全身和肾血管收缩。据观察，血浆去甲肾上腺素水平在早期肾衰竭的高血压患者要高于正常人群或无高血压的同等程度的肾功能不全患者。

第三，内皮细胞介导血管舒张功能受损。慢性肾衰竭患者血管僵硬度增加。因此推测，在原发性高血压和慢性肾衰竭患者，由于内皮舒张因子（NO）减少及内皮收缩因子（内皮素）增加导致全身和肾血管调节功能缺陷。器官灌注增加后反射性血管收缩也可以导致外周阻力增加。增厚的血管壁增加了血管的反应性并损伤了血管内皮平滑肌的旁分泌系统。慢性肾衰竭可致胰岛素抵抗，而高胰岛素水平可引起血管平滑肌肥大和肾脏钠潴留。

第四，肾素 - 血管紧张素 - 醛固酮系统异常反应。在慢性肾衰竭患者，由细胞外液容量负荷增加而引起的肾素 - 血管紧张素 - 醛固酮系统（RAAS）

抑制机制受损。血浆肾素活性的增高与容量负荷增加的程度不一致。此外，血管紧张素Ⅱ生成增多，它具有很强的血管收缩作用并可增强血管平滑肌对血管紧张素Ⅱ的反应性。

(二) 高血压在肾衰竭中的作用

肾功能的下降在不同的病因有不同的速率，如糖尿病肾病与IgA肾病大不相同。此外，要阻止肾脏疾病进展，血压的达标时间是极其重要的。具体来说，在肾功能不全的早期阶段，肾小球滤过率（GFR）> 85mL/min时控制血压 < 130/80mmHg 可以阻止疾病进展，而当 GFR < 50mL/min 时可减慢其进展。早期血压干预将影响 GFR 的下降。对于肾功能丧失一半的患者，GFR 以每年 3 ~ 5mL 的速度递减，在肾功能丧失 10% ~ 20% 的患者，GFR 每年下降 1.6 ~ 2.5mL，正常人则每年为 1mL。早期强化血压干预可有效保护肾功能。这可以从糖尿病患者的合理血压控制（ABCD）研究得到证实，GFR 的下降在血压干预的早期即迅速停止，而在其他未控制血压的糖尿病临床试验中 GFR 每年下降 2 ~ 7mL。

一个分析肾脏疾病的进展的随机临床试验提示，除外给药后血清肌酐增加 > 30% 或初始血清肌酐水平（265mmol/L）及年龄 < 65 岁的患者，使用降压药肾素血管紧张素转化酶抑制药（ACEI）可在治疗头 4 个月即显著保护肾功能。此外，雷米普利治疗肾病有效性研究（REIN），血管紧张素转化酶抑制药和肾功能不全进展研究（AIPRI）及肾病蛋白饮食校正试验（MDRD）均证实了降血压治疗可减缓肾脏疾病的进展。

(三) 肾性高血压的主要成因

1. 初期肾脏疾病

与肾小管间质疾病相比，高血压在肾小球血管疾病更为常见且出现得更早。高血压出现于 73% 肾小球血管疾病及 15% 肾小管间质疾病。

（1）肾小球肾炎。对原发性慢性肾小球肾炎高血压的发生率不同的报道在 42% ~ 62%。在硬化增生和毛细血管内 / 外肾小球肾炎患者高血压更为常见且严重，这些患者更容易进展到终末期的肾脏疾病。相比微小病变性肾病，高血压发生率低且肾功能保存较好。肾包含了多系统的疾病，如硬皮病，系统性红斑狼疮，多发性结节性大动脉炎，溶血性尿毒性综合征，动脉粥样硬化栓塞性肾脏疾病，被列为继发性肾小球肾炎。在这些疾病高血压的发生率为 10％～50％。

（2）多囊肾。高血压是多囊肾（PKD）的早期表现，50％～70％的病例发生在 GFR 显著下降或血清肌酐升高之前。这些变化发展缓慢，往往到中年后才表现出临床症状。高血压是 PKD 进展为终末期肾疾病的一个重要因素。在晚期，肾组织的破坏导致肾功能急剧恶化，最终需要透析治疗。

（3）肾小管间质疾病。高血压发生较晚，有时在终末期肾脏疾病之前可能都不会出现。在 1921 例不同肾病和高血压的患者中，慢性肾盂肾炎发生高血压的为 63％，慢性间质性肾病的为 62％。镇痛药性肾病约有 50％发生高血压。

（4）糖尿病。高血压在糖尿病肾病患者中非常常见。美国非洲裔糖尿病患者发展为进展性肾病的比例更高。在 1 型糖尿病，高血压的发病率从 5％上升至第 10 年的 33％，第 40 年达到惊人的 70％，但在发生临床可见的肾脏损害之前高血压发生率仅 2％～3％，这些病人可能有潜在的原发性高血压。2 型糖尿病患者在诊断时约 30％有高血压，当累及肾时，约 70％有高血压。动脉高血压和糖尿病肾病的关系在 2 型糖尿病并不如 1 型糖尿病那般明确。糖尿病累及肾通常无症状。

有发展为肾病危险性的糖尿病患者可通过检测微量白蛋白尿（MAV）进行鉴别。MAV 被定义为尿白蛋白 30～300mg/24h（或 20～200μg/mL）重复两三次测量。MAV 也是内皮应答受损及心血管发病率和肾病进展风险的预测因子。所有降压药物可以降低 MAV，但在一些二氢吡啶钙拮抗药，如硝苯地平、氨氯地平的研究中显示可能不会持续减少 MAV。随着年龄的增加 MAV 在 2 型糖尿病更为常见，随病情进展而发展为大量白蛋白尿及蛋白尿。在 2 型糖尿病患者中 MAV 检出率约 20％（12％～36％），年龄超过 55 岁人群则更为常见（约 30％）。非糖尿病高血压 MAV 检出率为 5％～40％，其严重程度与血压水平有关。血压昼夜节律异常称为非杓型高血压，有更高的心血管事件风险及 MAV 检出率。

MAV 是一种血管损伤标志物，与 C 反应蛋白水平密切相关。MAV 继发于肾小球囊内压增高及血管通透性增加所致的肾小球足细胞损伤。因此，反映了肾脏上皮／内皮区域屏障功能的改变。MAV 本身即是产生自由基和细胞因子的致病因素，从而加快间质纤维化进程。超过 35％ 的糖尿病患者发展为大量白蛋白尿（300mg/d）或蛋白尿，GFR 下降，动脉压增加。糖尿病性肾病因增加心血管事件和终末期肾衰竭而增加发病率和病死率。2 型糖尿病患者发展为糖尿病肾病的危险因素包括年龄的增加、糖尿病病程长、血糖控制差、高血压、吸烟等。

大量白蛋白尿的糖尿病患者较没有蛋白尿的患者心血管疾病病死率高 20 倍。因此，治疗应着眼于降低动脉压到一个既定目标，可使蛋白尿较基础值减少 30％ ~ 50％。糖尿病患者即使血压在正常高值（> 135/85mmHg）也应开始降压治疗，因为高血压会大大增加心血管和肾脏风险。有 MAV 和 2 型糖尿病的患者每年的总病死率和心血管病死率大约是无 MAV 糖尿病患者的 4 倍。在几项研究中，高血压非糖尿病患者有 MAV 要较无 MAV 心血管事件和病死率高 2 ~ 4 倍。MAV 也与其他类型的高血压相关靶器官损害（TOD）有关，如左心室肥厚（LVH）等。这些相关性在年轻患者或 1 级高血压患者并不常见，提示 MAV 及 LVH 与更高的血压负荷有关。

2. 单侧肾脏疾病

由单侧肾实质疾病所致的高血压被认为是有可能治愈的。最常见的引起高血压的单侧肾实质疾病有反流性肾病、肾积水、肾肿瘤、单侧肾结核和孤立性肾囊肿。

（四）肾实质性高血压评估

肾性高血压病人的评估包括尿液分析、血尿素氮（BUN）、血清肌酐、尿蛋白、尿白蛋白肌酐比值（毫克白蛋白每克肌酐 A/C）、肾脏超声，必要时肾活检。

（1）实验室诊断。尿液异常，如镜下血尿，红细胞管型伴蛋白尿提示肾小球肾炎。

脓尿，细菌及血白细胞管型则出现肾盂肾炎。蛋白排泄 > 300mg/d 或 200 μg/min 为显性蛋白尿。尿试纸对蛋白尿相对不敏感，蛋白排泄量超过 300 ~ 500mg/d 才可检测出。利用传统的试纸，它只能检测尿蛋白（> 300mg/d）或更高水平，故有可能会在患者的病程早期漏诊。现在已有试纸检测 MAV 且相对廉价。建议所有高血压及传统试纸检测有蛋白尿的患者进行尿蛋白定量检测，并进行尿白蛋白肌酐比值评估。这需要收集 24 小时尿液，也更有参考价值。建议糖尿病患者常规检测 MAV，但没有糖尿病的高血压患者，其价值仍存在争议。这部分是由于 MAV 在非糖尿病人群检出率低且意义不明确。

（2）超声检查。肾脏超声是肾实质疾病最重要的影像检查手段。可以比较肾脏的大小，确定囊肿及尿路梗阻。细小的高密度回声提示弥漫性肾实质病变。在糖尿病和淀粉样变性，肾脏往往增大。

（3）肾穿刺活检。经皮肾穿刺活检只在有助于给患者提供治疗信息的前提下进行（如改变治疗方案或提供关键的预后信息等）。

（五）肾血管性高血压

肾血管性高血压是最常见的可以治愈的高血压类型。它的发病率占高血压人群的 0.2% ~ 5%。这种形式的继发性高血压患者往往有相当大的 TOD 和肾功能丧失的危险。至少有 90% 的肾性高血压是由于肾动脉粥样硬化，只有 10% 是由于纤维肌肉发育不良或其他原因。肾动脉粥样硬化狭窄是一种老年病，通常累及肾动脉开口及近端 1/3 和肾周大动脉。在疾病的晚期，可以看到节段及弥散的肾动脉粥样硬化，特别是缺血性肾病患者。这些患者多在 50 岁以后发生高血压或有高血压病史曾经比较容易控制，后发展为顽固性高血压。动脉粥样硬化性肾动脉狭窄是一种进行性疾病。这些病人大部分患有糖尿病，并常伴有其他部位血管疾病（如颈动脉、冠状动脉和外周循环），且大多数为吸烟者。虽然比较常见于高加索人种，非洲裔美国人也可以发生粥样硬化性肾性高血压。纤维肌肉发育不良倾向影响年轻的白人妇女，其血压在第 3 个 10 年的生活中突然增高到 2 级水平。通常可在腹部或腰部听到杂音，通常在诊断时肾功能尚正常。它常常累及肾动脉远端 2/3 及其分支，在血管造影下呈典型的串珠样动脉瘤特征。临床提示为肾血管性高血压的指征总结。

1. 肾血管疾病的病理

肾脏灌注压下降激活肾素血管紧张素系统，导致释放肾素和血管紧张素 Ⅱ 的生成。血管紧张素 Ⅱ 靠增加肾上腺皮质醛固酮分泌引起水钠潴留而增高血压。刺激交感神经系统，增加肾内前列腺素浓度，降低一氧化氮的产生是肾血管性高血压的另一发病机制。

2. 肾血管性高血压的诊断

疑有肾血管性高血压的患者不仅要验证动脉病变的存在，还需确定动脉病变是患者发生高血压的原因。疑有肾血管性高血压的患者的确诊依赖于生化或各种影像技术。

（1）肾血管性高血压的生化检测。肌酐增高或醛固酮增多症引起的低钾血症，在肾血管性高血压的诊断中敏感性和特异性太低。由于 RAS 的激活，肾血管性高血压患者50％～80％存在外周血浆肾素活性增高，检测服用卡托普利后外周血浆肾素活性（卡托普利试验）对诊断肾血管性高血压有75％的敏感性和89％的特异性，但尚不足以作为诊断试验。同时测量单侧肾静脉血肾素活性并计算肾静脉肾素活性比值曾是非常流行的方法，但其敏感性及特异性均为75％左右，因其需要有创操作且过程复杂而接受程度较低。这些测量可以通过事先 ACEI 的干预而更为准确，因其可增加患者侧肾素分泌。肾静脉肾素比值可帮助证明解剖病变是引起患者高血压的原因，但因成本较高且许多假阴性结果而不常使用。总之，对肾血管性高血压的生化检查并没有一个性价比很高的检验手段。

（2）肾血管性高血压的影像学检查。快速序列静脉肾盂造影（IVP）是最早用于诊断肾血管性高血压的影像学检查。IVP 检查有75％的敏感性和86％的特异性。由于其检测分支狭窄或双侧狭窄并不可靠，加上较大的造影剂和辐射照射剂量，目前已不再使用。肾脏多普勒超声具有无创、应用广泛的优势。在一些实验室，其敏感性可达90％～95％。然而，气腹或肥胖可能使肾动脉显像困难，同时该检测较为费时，对操作者技术要求较高。钆增强磁共振血管造影（MRA）和螺旋 CT 与静脉增强扫描（CT 血管造影）是较为昂贵的肾动脉显像方式，因其无创性而越来越普遍地获得应用。这两种检测手段对肾主动脉狭窄的敏感性和特异性均超过90％，但并不适用于检测分支病变。随着成像技术的改进，图像质量可得到进一步提高。故 2004 年美国肾脏病学会已将 MRA 列为诊断肾动脉疾病的检查项目，并用于评估肾血管性高血压。服用卡托普利后进行标记二乙三胺五酸（测量肾小球滤过率）的核素肾图检查是损伤最小的检测肾脏灌注和功能的方法。其整体敏感性和特异性分别为90%，尤其对于有早期肾血管性高血压的患者其特异性和敏感性较高。检测前只需停用 ACEI 或 ARB，单剂卡托普利的不良反应是罕见的。核素肾图还提供肾功能信息。如果到峰值的时间最初是正常的而使用卡托普利后变为异常，那么通过肾血管成形术治愈或改善高血压的可能性就较高。

动脉内数字减影血管造影（DSA）最常用于了解肾动脉解剖并确定是否存在动脉狭窄。此外，可以确定病变类型（开口处，非开口处或分支）。其缺点是需要动脉穿刺，成本高，有造影剂肾功能损害的风险。在许多中心，如果存在病变则同时进行经皮肾血管成形术。

最近临床试验分析提示常规肾动脉血管成形术与药物治疗比较对于高血压的治疗收益甚小。一般来说血管成形术并无帮助，除非肾功能在血压控制良好情况下仍持续下降。肾动脉80%以上的狭窄才会影响肾功能。较小的狭窄并不影响肾功能并且不会从支架或者血管成形术中获益。存在解剖上的肾动脉狭窄并不意味着病变就与血压增高有关（功能性肾动脉狭窄）。当诊断肾血管疾病的时候，临床医师需对现有资料进行综合判断，非侵袭性放射学或生化筛查测试如果呈阴性，可排除肾动脉狭窄。

3. 肾血管性高血压的治疗

管理肾脏病患者的高血压极具挑战性，因其不仅侧重于降低血压还需要使 MAU 降低，阻止大量白蛋白尿或蛋白尿的进展。这通常需要联合用药以达到 JNC7 推荐的降压目标 < 130/80mmHg。在治疗肾性高血压患者时需要遵守一些原则。包括紧盯目标血压并努力达到，如果使用 ACEI 或 ARBs 后血压接近目标而血清钾 < 6mmol/L 或血肌酐较基线增高 < 30% 则可以继续用药治疗。若有糖尿病，则需确保糖化血红蛋白 < 6.5%，所有这些病人均应服用小剂量阿司匹林 75 ~ 150mg/d，并联用他汀类药物以使低密度脂蛋白胆固醇 < 2.6mmol/L。此外，ARBs 或 ACEI 应作为治疗方案的一部分，除非在第四期肾病因贫血和高钾血症而管理困难，需在开始透析再用。其他的 RAAS 阻滞药及 β 受体阻滞药和钙通道拮抗药均可用于达到目标血压。

最后，蛋白尿或大量白蛋白尿患者应每年复查一次，以确保减少蛋白尿目标的实现。在 ACEI 或 ARBs 最大剂量下可预期减少 30% ~ 35% 的蛋白尿。此外醛固酮受体拮抗药可不依赖于血压下降而额外减少 30% ~ 40% 的蛋白尿。对于未使用 ACEI 或 ARBs 的 3 期以上肾脏病患者使用二氢吡啶类钙拮抗药是一个禁忌证，因其并无减缓肾脏病进展的益处。以上治疗方案可最大限度地减少心血管风险并明显延长肾功能。

三、高血压与脑疾病

(一) 高血压脑合并症

大脑是最易受高血压影响的靶器官。高血压合并症以脑合并症为最多，占高血压总合并症的50%～70%。对大脑的影响是通过高血压对脑血管损害(包括功能和结构)和压力本身的作用引起的。

1.脑血管自身调节障碍

脑血管自身调节障碍(高血压脑病)是因脑血管在血压持续性升高时，发生自身调节失控而导致的一种可逆性脑血管综合征。主要临床表现是剧烈头痛、呕吐、抽搐、意识模糊、视力障碍等。正常情况下，当血压升高时，脑血管即自动收缩；反之，血压下降时，脑血管又自动舒张。大脑通过脑血管的这种自身调节机制才能使脑血流量不受血压波动的影响，经常保持相对稳定状态。正常人脑血管的自身调节范围是8.00～16.00kPa（60～120mmHg）。高血压病患者，由于对高血压产生了慢性适应，其调节范围可变为14.7～24.0kPa（110～180mmHg）。血压波动在上述范围内，通过脑血管的自身调节，可使脑血流量维持稳定；但若血压突然升高且超过此调节上限时，脑血管的自身调节机制就会失效，因而不再继续收缩而发生被动扩张，结果脑血流量突然增加，毛细血管的压力急剧升高，体液外渗，引起水肿，甚至发生斑点出血等病理变化，从而引起高血压脑病。[1]

2.脑小动脉破裂

脑小动脉破裂所引起的高血压性脑出血，为高血压病常见的致命脑并发症。脑小动脉和微动脉在高压长期作用下，发生机械性扩张，造成动脉瘤或动脉壁纤维性坏死，在此基础上，当血压突然升高时(如体力活动、精神激动或用力排便等)，即可引起这些小血管的破裂而出血。内囊附近出现的好发部位，发病前多无预兆，发病后常伴有剧烈头痛、呕吐和意识丧失等。

---

[1] 黄振文，张菲斐. 高血压 [M]. 上海：上海交通大学出版社，2010.

3. 脑小血管阻塞

脑微动脉在长期痉挛和高血压的机械性冲击的影响下，可发生纤维性坏死、管腔阻塞，其支配的脑组织乃因血供被阻断而发生梗死，出现直径为 0.5~15mm 大小的小灶性空腔病变，即腔隙性脑梗死。好发于脑深部神经核如壳核、尾状核以及内囊后段等处。临床表现取决于病变数目和部位，有的出现相应的临床症状，有的则无。因病灶较小，血管造影也往往难以发现。

4. 动脉粥样硬化与脑血栓

动脉粥样硬化主要发生于较大的脑血管，虽非高血压所引起，但高血压可促进本病变的发生和发展。由于动脉粥样硬化，致使管腔狭窄，可引起脑缺血。如在这些病变的基础上形成脑血栓堵塞血管，则出现支配区脑组织坏死，患者突然出现失语、偏瘫、半身感觉缺失、同侧偏盲等。

（二）高血压脑卒中

即是指由高血压引起的脑部血液循环障碍。常见类型有：①短暂性脑缺血发作（TIA）；②高血压性脑出血；③高血压性蛛网膜下腔出血；④高血压性脑梗死；⑤血管性痴呆；⑥高血压性脑病。临床表现为发病突然，达高峰时有感觉、运动或智能的障碍，可表现为一时性或永久性的神经功能缺损。

1. 高血压引起脑卒中

高血压是引起脑卒中的最重要的危险因素。据统计，70%~80% 的脑卒中病人都患有高血压或有高血压病史。即使平时无明显症状的高血压，其发生脑卒中的机会也比正常人高 4 倍。确诊高血压者发生脑卒中的危险性是血压正常人群的 32 倍。一些研究证实，降压治疗能降低脑卒中的发生率。老年人收缩期高血压研究（SHEP）结果：老年人收缩期高血压 [SBP > 21.28kPa（160mmHg），DBP < 11.97kPa（90mmHg）] 经降压治疗后脑卒中发生率降低 36%；医学研究会试验（MRC）的临床研究证实，65~74 岁老年高血压治疗后，脑卒中发生率及病死率均减少 25%；瑞典老年高血压研究试验（STOP）的临床试验证实，70~84 岁老年高血压病患者治疗后，脑卒中发生率降低 47%；中国的上海老年人硝苯地平应用试验（STONE）临床试验也证实，对老年高血压降压治疗后，可使脑卒中的发生率降低 43%；而卒中后降压治疗研究（PATS）是对脑卒中发生后的高血压病患者进行治疗，

结果显示，脑卒中后进行降压治疗可使致死性及非致死性脑卒中发生的危险性降低29%。

2. 高血压与脑循环

（1）脑血液循环的特点。脑是人体最娇嫩的器官，对缺血等伤害非常敏感。脑组织平均重量约1400g，占体重的2.5%～3.0%。脑每日约需糖150g，氧72L。每分钟脑血流量为750～1000mL。正常脑血流量每分钟50～55mL，而脑本身几乎无葡萄糖和氧储备能力，全部依赖血液循环提供血液满足生理功能。如果脑血供减少正常值的50%以下，脑细胞功能只能维持数分钟。血供不能及时改善，将产生脑梗死。

脑部供血障碍将产生氧和葡萄糖的缺乏，迅速引起脑功能的损害和脑组织的破坏。脑供血停止6～8s，脑灰质内无任何氧分子，神经元代谢将受到影响。供血停止10～20s时，出现脑电图异常。供血停止3～4分钟，脑组织内葡萄糖耗尽，膜离子转运功能障碍（钾流出，钙及钠进入细胞）。如持续5～10分钟，神经元将发生不可逆损害。如果血流无完全中断，则丧失功能的神经元可存活达6～8小时，最长可达48小时。

（2）高血压脑循环的代偿期。血压增高，脑灌注压升高，反射引起脑血管平滑肌收缩，使阻力增加，致使脑血流量升高，从而进行脑血流的自主调节。如脑血管长期受高血压的影响，则动脉壁发生结构的代偿，平滑肌肥大、增生，血管壁增厚，使脑血管自动调节移向较高的血压水平，从而使病人对动脉压骤降的代偿能力相应下降。

（3）高血压脑循环的失代偿期。当高血压时由于血流的突然张力超过中膜平滑肌收缩力，血管就被动扩张，血管壁所承受张力加大，通透性加大，血浆成分渗入，导致小动脉纤维样坏死，出现急性失代偿。而由于脑部小动脉失去收缩和舒张的能力，当血压下降时即引起脑部灌注不足而导致脑组织缺血。反之，当血压升高时静脉床的灌注过度增加，导致充血、水肿或出血，这是慢性失代偿。

3. 脑卒中的血压变化

高血压可导致脑卒中，而脑卒中本身可使血压升高。这种血压的增高以出血性脑卒中更明显。84%的急性缺血性脑卒中患者中，入院当日血压＞19.95/11.97kPa（150/90mmHg），住院10天内未用降压药，收缩压下降

2.66kPa（20mmHg），舒张压下降1.33kPa（10mmHg）。提示发病时血压升高是急性脑缺血时产生的生理反应，而且随着脑功能的恢复，血压下降。急性出血性脑卒中患者，出血后血压升高明显，并对多种降压药效果不佳。测定血、尿儿茶酚胺（CA）水平明显升高，此时采用β受体阻滞药可稍控制血压的急剧升高。

4. 高血压性脑梗死的类型

（1）腔隙性脑梗死。腔隙性脑梗死是高血压小动脉硬化引起的大脑前、中、后动脉及基底动脉的穿通动脉分支阻塞出现的腔隙灶，是一种特殊类型的脑血管病。腔隙灶多呈圆形，为直径100～400μm的深层穿支闭塞。多个腔隙灶为"腔隙状态"。这些微小的深穿支动脉易遭受高血压的有害影响，而出现微型动脉粥样化、脂肪玻璃样变和纤维素样坏死。国外研究者曾对2000多例CT及MRI证实的腔隙灶的脑血管进行1μm距离的切片分析发现：1/3的病人有确切的梗死，1/3病人出现脑血管脱髓壳病变。因此影像的腔隙性脑梗死不等于完全性脑梗死。腔隙性脑梗死起病较慢，症状在12～72h达高峰。症状一般较轻，90%有高血压病史。

确切的腔隙性脑梗死除了有CT影像表现，还需具备4种中的一种特异性临床表现：①纯运动性卒中：约占50%患者，临床表现为病灶对侧肢体轻度偏瘫，呈阶梯状，可恢复，不伴有失语和感觉障碍。②纯感觉性卒中：表现为偏身感觉异常，多为麻木、牵拉、针刺及烧灼感，无运动障碍及失语。③共济失调性卒中：表现为下肢无力重于上肢，可能是由于皮质-脑桥-小脑束受损所致。④构音不良性卒中：表现为构音障碍，吞咽困难及轻度的中枢性面瘫及舌瘫。这4种腔隙性脑梗死常在发作后2周内恢复，但可以多次发作，易逐渐形成梗死性痴呆。

（2）短暂性脑缺血发作（TIA）。TIA是急性卒中的类型之一，是造成脑血管事件的重要病因。TIA是由于缺血所致的短暂局限性脑功能低下，常定位于某一血管系统（左、右颈动脉或椎动脉系统），TIA的发作一般在2～15分钟。椎基底动脉系的TIA表现为双侧盲及双侧运动及感觉的症状。TIA的发生多与动脉硬化的程度及血液的高凝状态有关，同时血小板积聚和脑血管痉挛也参与了TIA的发生。对具有TIA倾向的病人，血压应降至18.62/11.97kPa（140/90mmHg）以下，同时配以有效的抗凝治疗，这将对防止 TIA 的发生及再发生起到重要的作用。

5.急性脑梗死的治疗

急性脑缺血后，缺血坏死周边区局部脑血流降低每秒 15mL/100g 时脑电活动消失，而细胞外钾无变化。当中心坏死区血流降至每秒 6mL/100g 时，神经元大量坏死，细胞外钾突然增高，产生大量氧自由基，脑细胞内钙超负荷。对脑梗死后脑中心坏死区及周边半暗带缺血损伤的治疗时间窗是非常重要的。

根据脑梗死的进程分为：完全性脑卒中（指发病 6 小时内达高峰，病情重，有昏睡）及进展性脑卒中（指起病 2 周后逐渐进展，数日内呈阶梯式加重，常表现为哈欠及昏迷）。

第一治疗窗：梗死后 6 小时之内，最好的治疗方法为静脉内及血管内溶栓，常用药物为尿激酶。此时不应当降压治疗。

第二治疗窗：梗死后 24 小时至 2 周。发病 12～24 小时最好不用葡萄糖（可加重酸中毒和脑损伤）。可选用林格液加维生素 C 及维生素 E、甘露醇治疗，可以使氧自由基生成减少，并保护缺血半暗带，以减少神经细胞的死亡。当血压 > 18.62/11.97kPa（140/90mmHg）时，可选用钙拮抗药。一般在急性脑梗死后 1 周开始使用。如梗死后血压一直 > 21.28/13.3kPa（160/100mmHg），可自梗死后 24 小时开始使用降压药物治疗，宜采用长效钙拮抗药、β 受体阻滞药，并配以尼莫地平及氟桂利嗪改善脑血供。

第三治疗窗：梗死后 2 周以上。降压、抗凝治疗及强化活血化瘀治疗，可以同时并行使用。

（三）高血压脑病的预防

脑血管病的一级、二级、三级预防犹如三道防线，其中一级预防效果最好，也最重要，因为其所防的对象是全社会总人口或其中的高危人群。我国有约 14 亿人口，高危人群的数量相当大，因而预防的效益就相当明显。而且一级预防的重点是健康教育和行为干预，投资很少，与日益昂贵的医疗费用相比，可谓微乎其微。一级预防为源头预防，主要在发病前控制脑卒中的病因和危险因素，又称根本性预防或病因预防。

1.防治高血压

积极控制高血压可使脑卒中发病率和病死率分别降低 40% 以上，因此，控制高血压是脑卒中最重要的一级预防。目前要采取的措施有：①重视高血压的危害性：加强宣传教育工作，务必使广大群众，尤其医务人员充分认识到高血压是脑卒中最重要的病因和危险因素。②加强高血压防治：合理饮食，减少钠盐摄入，适量运动，控制体重，戒烟限酒，保持心态平稳，可使高血压发病率减少55%。高血压病患者，应适当使用降血压药物，使血压控制在140/90mmHg以下。③提高测压率：我国有半数的脑卒中患者，起病时不知自己已经有高血压多年。因此，40岁以上的正常人，每半年或1年至少要测1次血压。同时各级医院应大力推行首诊测血压制度，即任何医疗单位（包括基层卫生院、社区卫生服务站、私人诊所）、任何专科医师首次诊治40岁以上患者时，都必须测血压并记录。对首次发现高血压的患者，要登记并通知社区防治机构。今后还要定期进行血压监测，规则治疗。④提高药物治疗的依从性：我国高血压病患者服药的依从性差，不少患者服药后血压一旦恢复正常，则擅自停药。除经济因素外，不少患者和医务人员并未认识到高血压是慢性疾病，必须长期规则治疗才能有效控制。

2. 预防心源性脑卒中

（1）风湿性心瓣膜病及心肌梗死患者，是心源性脑梗死患者的高危人群，应长期口服抗凝血药或抗血小板聚集药以预防脑卒中，有手术指征时，应尽早手术治疗。

（2）心房纤颤，非风湿性房颤是心源性脑梗死的重要病因，多见于老年人。随老年人口比例增大，由房颤引起的脑栓塞也增多，主要栓塞大脑中动脉主干，引起大脑半球大片梗死。因此，75岁以上的慢性房颤患者，如有左心室功能下降或心内附壁血栓，或既往有血栓栓塞性疾病，应长期口服华法林。75岁以下无上述危险因素的慢性房颤患者应口服阿司匹林，以预防发生脑栓塞。

3. 防治糖尿病与高脂血症

糖尿病可导致微血管病变及促发大动脉粥样硬化，是脑卒中发病的危险因素，在人群中筛查糖尿病患者、积极治疗，控制糖尿病。

高脂血症加速动脉粥样硬化，应予积极防治。

4. 合理膳食，减少钠盐摄入

二级预防又称"三早预防"，即早发现、早诊断、早治疗。二级预防是发病期所进行的防止或减缓疾病发展的主要措施。主要是针对已发生过短暂性脑缺血发作或发生轻型脑卒中在短期内（3周）完全恢复者，防止发生完全性卒中，以控制病情，预防并发症发生。主要措施有：①控制心脏病、糖尿病病变的发展；②对有手术指征的颅内血管畸形、动脉瘤及时行手术治疗；③对缺血性脑血管病的二级预防，主要是应用抗血小板凝聚药物，主要及常用的药物有阿司匹林。

三级预防主要为发病后积极治疗，防止病情恶化，采取预防措施减少并发症和防止再复发。

四、高血压与周围血管疾病

高血压病不是单纯的动脉血压升高，而是动脉结构与功能异常导致的体循环血管病，可累及全身重要脏器包括心、脑、肾和外周血管等。动脉粥样硬化与高血压有着非常紧密的联系，目前还不清楚高血压的发病机制，但它导致的重要脏器损害，虽然发生部位和临床表现形式不同，它们共同的病理基础却都是动脉粥样硬化导致的血管狭窄或闭塞与相关血管供血部位的缺血和坏死。大量循证医学证据已经证实，动脉僵硬度增加是高血压患者发生心脑血管事件、心源性死亡和全因死亡的独立预测因子。小动脉病变是高血压病最重要的病理改变，高血压早期阶段全身小动脉痉挛，长期反复的痉挛使小动脉内膜因压力负荷增加、缺血缺氧出现玻璃样变，中层则因平滑肌细胞增殖、肥大而增厚，出现血管壁的重构，最后管壁纤维化、管腔狭窄呈现出不可逆病变。急进型高血压病患者小动脉壁可在较短时期内出现纤维样坏死。各期的小动脉病变均可使管腔狭窄，促进高血压的维持和发展，周围组织和器官内的小动脉都可发生上述病变，但以肾脏的细小动脉最明显，病变最终导致组织器官的缺血损伤。

（一）血管疾病的临床表现

1. 肾

肾细小动脉病变最为明显，主要发生在入球小动脉，叶间动脉也可涉及，如无合并糖尿病，较少累及出球小动脉。病变血管管腔变窄甚至闭塞，造成肾实质缺血、肾小球纤维化，肾小管萎缩，并有间质纤维化，造成肾皮质逐渐变薄。相对正常的肾单位可代偿性肥大。早期病人肾脏外观无改变，病变进展到相当程度时肾表面呈颗粒状，肾体积可随病情的发展逐渐萎缩变小。上述病理改变见于缓进型高血压病，因病情发展缓慢，称为良性肾硬化，但最终导致肾衰竭。急进型高血压时入球小动脉中层发生纤维素样坏死性炎症，且病变可直接延伸至肾小球毛细血管丛，致使肾小球硬化。叶间、弓状动脉内膜有细胞增生，胶原和纤维母细胞呈"洋葱皮"状的同心圆排列。由于病情发展快，病人短期内出现肾衰竭，称为恶性肾硬化。

2. 心脏

左心室肥厚是高血压病心脏最特征性的改变，长期的全身小动脉管腔狭窄导致周围血管阻力上升是左心室肥厚的主要原因，且心肌肥厚与血压增高的程度呈正相关。近年来发现交感神经兴奋时释放的儿茶酚胺类物质可刺激心肌细胞蛋白质合成，而 RAS 系统的 Ang Ⅱ、醛固酮等除可刺激心肌细胞肥大外还可使心肌细胞间的胶原支架增生，这也可能是部分病人心肌肥厚的原因之一。早期左心室以向心性肥厚为主，长期病变时心肌出现退行性变，心肌细胞萎缩间质纤维化，心室壁可由厚变薄，左心室腔扩大。心肌肥厚时冠脉血流储备下降，加之高血压时易有冠状动脉粥样硬化，更促使心肌缺血而加重心脏病变，高血压时心肌的生理生化改变和心力衰竭时的变化十分相似，提示高血压时心肌肥大可能是一种心肌病的过程，如不治疗终将导致心力衰竭。近年来发现应用某些降压药物后肥厚的心肌可以逆转，尤其是应用 ACE 抑制药时。局部神经体液因子、心肌组织的 ACE 在心肌的肥厚以及肥厚逆转中的作用是备受注意的问题。老年患者由于老年性改变心肌细胞减少，而胶原组织相对增加，高血压时不易出现心肌肥厚。高血压病患者的心功能改变可出现在影像学检查发现异常之前。

3. 视网膜

视网膜小动脉在本病初期发生痉挛，以后逐渐出现硬化，严重时发生视网膜出血和渗出，以及视盘水肿。临床上通过眼底镜检查观察视网膜动脉的变化，可以反映其他小动脉尤其是脑部小动脉的变化。

4. 主动脉

高血压病后期，可发生主动脉中层囊样坏死和夹层分离。后者好发部位在主动脉弓和降主动脉交界处，亦可发生在升主动脉处，并引起主动脉瓣关闭不全。此时高压血液将主动脉内膜撕裂，大量血液进入中膜，使内膜和中膜分离形成假通道。此外，高血压也促进主动脉粥样硬化的发生和发展，是发生动脉硬化性闭塞的一个主要危险因素。然而，正如与动脉硬化有关的其他合并症一样，还不清楚降压治疗是否对疾病的临床过程产生有益的影响。一些患有周围血管功能不全的人，降低血压会使症状加重。

5. 中枢神经系统

脑部小动脉也可出现从痉挛到硬化的一系列改变，但脑血管结构较薄弱，发生硬化后更为脆弱，加之长期高血压时脑小动脉有微动脉瘤形成，易在血管痉挛、血管腔内压力波动时破裂出血，小动脉破裂常发生在内囊和基底节。此外，高血压易有动脉粥样硬化，在小动脉硬化的基础上有利于血栓形成而产生脑梗死，而梗死后脑组织软化可出现梗死周围脑组织出血，如病变发生在脑中型动脉时可加重脑组织缺血。颅内外粥样硬化动脉内壁的粥样斑块脱落可造成脑栓塞。

（二）血管病变的早期检测

临床上应重视高血压血管病变的早期检测，及早干预可最大限度地降低心脑血管疾病的发生率和病死率，改善患者预后。正是基于对血管病变—高血压—终末期血管疾病发生发展过程学术理念的认识加深，对血管综合危险评价重视程度也逐渐增加。针对高血压患者，采用当前临床开始使用的动脉脉搏波传导速度（PWV）作为代表动脉硬度早期无创检测的指标，筛选高危病人，实行预防保健、早期检测、积极治疗、血管康复的综合血管健康防治模式，可以为降低血管病疾病发病率与病死率探索新的出路。

高血压病早期其实是血管的病变，主要表现为动脉硬度的改变。传统的血管检测主要是通过体表或血管内超声、CT、MRI 及数字减影血管造影（DSA）发现血管壁厚度和粥样斑块等结构性改变，不能早期发现血管病变，导致错过早期干预的时机。既往通过有创性检测测定脉搏波速和中心动脉压等动脉硬度指标，虽然对心血管事件有良好的预测作用，但由于其操作复杂、并发症较多、成本昂贵等原因不利于在临床上推广。近年来，血管结构与功能的无创检测技术迅速发展，一些能早期发现动脉壁异常的无创性检测方法已经具有临床应用价值，为动脉硬度检测的全面推广提供了可能。目前临床应用较广的评估高血压患者动脉硬度变化的无创检测指标主要有脉搏波传导速度（PWV）、踝臂指数（ABI）、增益指数（AI）、内中膜厚度（IMT）。

1. 脉搏波传导速度（PWV）

脉搏波传导速度能够很好地反映大动脉僵硬度，是评价动脉硬度的经典指标。通过测量两个动脉记录部位之间的脉搏波传导时间和距离，可以计算出 PWV。高血压病患者的 PWV 还可受肥胖、血脂、多糖等多种代谢因素的影响。多项研究表明 PWV 是心血管病独立的危险因子。评价主动脉弹性主要是通过血管内记录新近确诊的冠状动脉患者主动脉压力－内径关系来反映主动脉硬度。通过对 54 例患者平均 3 年的随访中，主动脉硬度是最有效的预测再发急性冠脉事件的指标。无创性测量动脉硬度可以对看起来健康的人口进行心血管疾病危险分层。因此，通过早期检测动脉硬度并进行早期干预治疗是降低高血压等心脑血管疾病发病率和病死率的重要措施。

在高血压病人群进行 PWV 的检测不仅有利于早期发现亚临床血管壁结构改变，而且能够指导并监测药物治疗方案。目前研究最多的是降压药物对大动脉僵硬度的作用。不同的降压药物在血压降至同一水平时，对动脉僵硬度的改善程度不同。大规模临床试验和图像诊断方法的进步，证明动脉硬化是可以逆转的。通过测量大动脉 PWV 来评估抗高血压药物治疗改善动脉僵硬度的能力。在评估中使用 PWV 自动测量装置和严格的评估标准能够获得充分有效的结果，这项研究首次表明在高血压患者中将 PWV 作为大规模临床干预治疗的评估终点是可行的。目前另一些临床研究表明，血管紧张素转化酶抑制药、钙通道阻滞药能改善高血压患者大动脉弹性。PWV 可作为评估不同降压药物干预治疗后，动脉功能改善的新指标。

2. 踝臂指数（ABI）

踝臂血压指数是指胫后动脉或足背动脉的收缩压与肱动脉收缩压的比值。测量 ABI 的目的是评估下肢动脉血管的开放情况，而下肢动脉疾病的主要病因是动脉粥样硬化。根据 NCEPATPEI，下肢动脉疾病为冠心病的等危症，及早发现下肢动脉疾病对于心血管疾病的预防有重要意义。

ABI 检测是诊断下肢动脉疾病的简便、可靠的无创性技术，可提供客观可靠的信息，与下肢动脉造影相比，ABI 诊断下肢动脉疾病具有很高的敏感性、特异性和准确性，ABI 的阳性预测率为 90%，阴性预测率为 99%，总的准确率为98％。除用于诊断外，ABI检测还有助于对患者预后进行评估，从而为患者治疗策略的制定提供可靠依据。ABI＜0.90为异常；ABI值在0.41～0.90时表明血流轻到中度减少，ABI＜0.40时，血流严重减少。随着对ABI研究的不断深入，此指标的意义已经不仅仅限于对下肢动脉疾病的诊断。越来越多的证据表明，ABI可作为心血管系统风险评估的重要指标，与心血管病死率以及全因病死率密切相关。

高血压病可导致动脉粥样硬化或使其加重，临床上常见的有外周动脉闭塞性疾病，研究表明，这种疾病将来发生心脑血管病较正常人群要高。经过研究，33例老年高血压患者中有54.5％的患者ABI＜1.0，高血压组与正常血压组相比ABI值明显降低，提示ABI值可作为老年高血压患者动脉粥样硬化的指标。HOPE研究入选的高血压病患者52.6％的ABI＜0.9，随访4.5年ABI在0.6～0.9的患者全因病死率为12.4％，ABI＜0.6的患者全因病死率为14.2％，而ABI正常的患者全因病死率仅为8.5％，有间歇性跛行的临床症状的PAD患者全因病死率为17.5％（P=0.0001）。因此，ABI不仅可用于高血压病患者的危险分层，而且是一个评价预后的可靠指标。

3. 增益指数（AI）

中心动脉压是心脏射血后，血管腔内压力以压力波方式沿着动脉壁从心脏向外周传递，前向压力波在阻力小动脉部位产生反射，并逆向传递，并与前向压力波在收缩晚期或舒张早期重叠融合产生的压力波。目前测定中心动脉压的方法分为有创和无创两种，第一种是通过有创设备直接测得；第二种是通过无创性设备分析颈动脉和桡动脉平面的脉搏反射波增益指数（AI）获得。

ASCOT研究表明，采用不同的药物降压方案，各组间的肱动脉血压下降幅度无差异，但各组间中心动脉压的下降幅度差异有统计学意义，提示中心动脉压更适于评估心脑血管疾病的发生和发展。使用反射波增益指数（AI）检测获得的中心动脉压，其预测心血管事件的能力优于外周动脉（肱动脉）压。反射波增益指数通常指反射波高度（增强压）与收缩压力波高度（即脉搏压）的比值；通过检测到的AI、脉搏波、肱动脉血压使用转换方程计算出中心动脉血压。动脉硬化时，动脉顺应性降低，波的反射速度加快，使本应落在中心动脉舒张期的反射波提前到收缩晚期，使中心动脉收缩末期压及增益指数增加。AI值与年龄、血压、脉压呈正相关，与身高、体重及心率呈负性关系；同时 PWV、小动脉弹性系数 Q、C2 等动脉弹性指标均与上述因素存在相关性。

大动脉的硬度指标 PWV 和 AI 均与心脏缺血开始时间呈负相关，即 PWV 和 AI 越大，心脏越易缺血。但近来一项有关于中老年人群的动脉弹性横断面调查中显示 AI 值与 cfPWV 之间无相关性，并且与主动脉顺应性之间呈弱相关和负相关，因而提示 AI 值作为反映主动脉硬度的指标仍具有一定的局限性。另一项有关糖尿病患者动脉硬度的横断面调查结果显示糖尿病患者与正常人的 AI 值无差别，但糖尿病 cfPWV 明显高于正常人群；年龄、性别、心率、体重、外周阻力等因素对 AI 值也存在显著影响，在研究 AI 与主动脉硬度的关系时必须予以考虑。较矮的个体脉搏波反射位点则会相应缩短，使得反射波提前与主收缩波融合，AI 值增大；心率减慢可使主收缩波和反射波的间期延长，AI 值减小；外周阻力增加可使反射波的振幅增加，AI 值增大；相反外周阻力减小时，AI 值减小，这一点也可以解释为何糖尿病和肥胖个体，尽管动脉硬度增加，但由于外周阻力减小，AI 值依然不变或减小。

4. 动脉内中膜厚度（IMT）

动脉 IMT 是指动脉腔 – 内膜界面与中膜 – 外膜界面之间的距离。IMT 测定方法无创、价廉、无射线损害，便于用来筛查动脉粥样硬化。越来越多的研究证据显示，颈总动脉 IMT 是心脑血管事件危险性的独立预测指标。颈动脉 IMT 每增加 0.1mm，患者发生心肌梗死的危险性可增加 11%。研究显示，高血压可显著增加 IMT 增厚的速度。内 – 中膜厚度（IMT）也是一种早期反应大动脉硬化的无创性指标。如果说 PWV 反映动脉弹性的功能改变，IMT 测定则显示了动脉硬化的结构改变。颈动脉作为大动脉的一个窗口，颈动脉 IMT 可定量和定性地反映早期血管病变。我国高血压指南明确指出，IMT > 0.9mm 或出现动脉粥样斑块是靶器官损害的表现。

45 ~ 74 岁血压正常高值人群中颈动脉粥样硬化是普遍存在的，颈动脉 IMT 增厚与斑块的发生率分别为 46.3% ~ 51.0% 和 32.8% ~ 33.3%。与正常血压组比较，血压正常高值组的颈动脉 IMT 增厚（0.58 ~ 0.75mm），肱动脉 IMT 增厚（0.45 ~ 0.57mm），氧化低密度脂蛋白（ox-LDL）水平增高。颈动脉 IMT 与 24h 收缩压（P < 0.001）及 ox-LDL（P=0.002）相关。

通过以墨西哥糖尿病研究人群1536名患者为研究对象，于基线期以及3.5年后分别测量颈总动脉内中膜厚度（CCA-IMT）。在136名高血压前期患者中，颈总动脉平均厚度（0.72mm）介于正常血压（0.615mm）和高血压（0.725mm）之间。校正性别、年龄、体重指数、总胆固醇、降压治疗和糖尿病等诸多因素后，正常高值血压水平仍独立相关于更高的CCA-IMT。在3.5年的随访中，CCA-IMT平均增加了0.035mm，性别、年龄、血压和糖尿病，是CCA-IMT增厚的显著独立预测因素。以上研究均证实在高血压前期颈动脉内-中膜厚度已开始发生改变，随血压的升高IMT逐渐增大，动脉粥样斑块增多。

五、高血压与眼疾病

高血压是一种常见的心血管系统疾病。病人中约70%有眼底改变。眼底阳性率与性别无关，但与病人年龄有比较密切的联系，年龄愈大阳性率愈高。临床常见的呈慢性经过的高血压病患者中，眼底阳性率与病程长短成正比；病程时间较长者，眼底阳性率亦较高。血压增高程度与眼底阳性率基本平行，舒张压增高对眼底病变的作用更为显著。眼的屈光状态，对高血压病眼底阳性率有一定影响；远视眼高于正视眼，近视眼则低于正视眼。

随着分子生物学、细胞生物学、生化分离和微量测量等技术的发展，对血管活性多肽、原癌基因的研究在眼科领域日益受到关注，特别是它们与高血压的发生有密切关系，推测其是高血压发病的重要原因之一。原发性高血压性视网膜病变由于高血压引起，以视网膜动脉收缩乃至视网膜、视盘病变为主要表现。在视盘周围4~6盘直径的部位上，以视网膜灰色水肿，小动脉中央凹反射增强，动静脉交叉征，鲜红色火焰状出血，棉絮状白斑，黄白色发亮的硬性渗出及黄斑星状图谱为主要特征，多发于40岁以后。眼底病变的程度与高血压时间长短及其严重程度密切相关。随着血压下降和控制，眼底出血、渗出等病变也逐渐好转，一般效果很好，但到晚期效果较差。

（一）高血压与高血压视网膜病变

视网膜、脉络膜以及视神经的血液循环随血压持续升高发生的病理生理改变分为四个阶段：首先，视网膜血管出现痉挛，临床表现为广泛的小动脉狭窄。其次，视网膜血管出现动脉硬化样改变，即内膜增厚、中间层增生和玻璃样变性，临床表现为弥漫或局限的小动脉狭窄、小动脉反光增强（呈银丝或铜丝样）以及动静脉压迫征。然后，血 - 视网膜屏障破坏，出现视网膜出血、硬性渗出和棉絮斑。最后，血压持续升高可致颅内压增高，出现视盘水肿，称为高血压视神经病变。

曾将视网膜病变分为四级，因其中初级视网膜病变不易识别，故改为三级：Ⅰ级表现为广泛或局限的小动脉狭窄、小动脉反光增强和动静脉轻度交叉压迫征。Ⅱ级视网膜上有火焰状或点状出血、棉絮斑、硬性渗出和微动脉瘤，且动静脉交叉压迫征加重。Ⅲ级则在Ⅱ级基础上出现视盘水肿。调查显示，年龄＞40岁的人群中，2%～14%有 HR 体征，这些体征与高血压病有强相关性。HR 的患病率和发病率均与血压升高相关。高血压与视网膜小动脉直径变细相关，但不影响小静脉直径。广泛的视网膜小动脉狭窄和动静脉压迫征不仅与患者近期血压水平相关，也受既往血压水平影响，这些体征可能是慢性高血压持续存在的标志。而局限的小动脉狭窄、视网膜出血、微动脉瘤和棉絮斑多与近期血压波动相关，这些体征可作为高血压病的早期征兆。研究证实，突发性脑卒中在 HR 患者中更为常见，Ⅱ级 HR 患者突发脑卒中的危险性增加2～4倍。视网膜病变与认知能力下降、脑白质损伤、腔隙性梗死、脑萎缩及脑卒中病死率均有相关性。HR 与心脏疾病的关系已得到证实，冠状动脉狭窄、突发性冠状动脉心脏病均与 HR 相关，Ⅱ级 HR 患突发性充血性心力衰竭的危险性增加。HR 还与微量蛋白尿、肾功能损害、左心室肥大等其他高血压靶器官损害相关。

各类高血压病防治指南均推荐依据视网膜病变进行高血压病危险度分层。Ⅰ级 HR 只需要常规随诊。Ⅱ级 HR 患者需要接受血压水平评价（例如24小时血压监测）和危险因素评价（例如胆固醇检验），必要时接受治疗。对于边缘高血压病或所谓"白大衣高血压病"患者，医生可以将Ⅰ级或Ⅱ级 HR 体征作为靶器官损害的证据和降压治疗的指征。对于已确诊的高血压病患者，HR 则提示医生需要密切观察血压，并适当补充降压治疗药物。

研究显示，控制血压后 HR 体征可以消退。然而，改善微血管结构和功能的药物（例如血管紧张素转化酶抑制药和他汀类药物）是否在降血压和降胆固醇的同时还有减轻视网膜损害的作用尚待澄清。

（二）高血压病是部分眼病的潜在危险因素

（1）老年性黄斑变性（AMD）。AMD 是发达国家＞65 岁人群视力损害的最常见原因，主要表现为脉络膜新生血管形成或视网膜地图样萎缩。研究提示，高血压病与罹患 AMD 的危险性增加有关，收缩压升高与该患者 10 年内患 AMD 的危险性增加有关。局部小动脉狭窄，HR 的标志之一，与某些 AMD 体征的发生率相关。心血管疾病的诸多危险因素（例如吸烟、颈动脉疾病和全身性炎症病灶的存在）也增加罹患 AMD 的危险。AMD 还与脑卒中和心血管意外相关。然而，特异的抗高血压药物和降低血压的治疗是否有助于防治 AMD 还有待证实。已有研究表明，抗高血压药物与患 AMD 的危险度无关。

（2）青光眼。青光眼是以进行性视神经损害和视野缺损为特征的一组病变，是不可逆性致盲眼病，全世界青光眼患病人数已超过 5000 万。青光眼的主要危险因素是高眼压。高血压病很可能增加了青光眼发生和发展的危险。这一关联的病理生理机制已被提出：①高血压病造成的直接微血管损伤可能使前部视神经的血供减少；②青光眼损害了后部睫状循环系统的自我调节，而高血压病可能进一步干扰了这一调节机制；③抗高血压治疗可能造成时段性低血压，特别是在夜间，时段性低血压可能减少视盘血供，加重视神经损害；④与高血压相关的其他心血管危险因素（例如糖尿病和心血管疾病）可能影响视盘的血流灌注；⑤全身血压情况与眼内压这一青光眼视神经损害的主要危险因素密切相关。然而，研究并未证实高血压与青光眼之间存在稳定的相关性。有研究发现二者存在横断面相关性。另有报道称在控制了青光眼的主要危险因素（例如眼内压）之后，高血压病患者患青光眼的可能性比非高血压患者高 50%，且与青光眼的其他危险因素相比，高血压病是最普遍的危险因素，从公共健康的角度认识，高血压病可能比那些更为少见，但罹患青光眼的危险度高 2~3 倍的其他危险因素更具重要意义。尽管如此，前瞻性研究并未证明收缩压或舒张压与青光眼发病率之间存在相关性。

在理解血压与青光眼的关系时，难点是区分血压对眼部的影响和血压与眼内压之差即灌注压对眼部的影响。有研究显示，低灌注压（低血压联合高眼压）相对于高血压病本身来说是一个更大的危险因素。高血压病对于老年人来说是患青光眼的危险因素，但对年轻人并非如此，因为青年组患者罕见慢性视网膜微血管病变。降血压药物治疗是否可以防止青光眼进展尚无定论。但在控制好眼压的同时更合理地调节控制血压可能有助于稳定青光眼的病情。

（三）高血压病是眼部血管性疾病的危险因素

（1）视网膜静脉阻塞（RVO）。高血压病患者易患 RVO。本病分为视网膜中央静脉阻塞（central retinal vein occlusion, CRVO）和视网膜分支静脉阻塞（branch retinal vein occlusion, BRVO）。CRVO 又分为缺血型和非缺血型。缺血型 CRVO 的典型表现为患眼视力明显下降和相对传入性瞳孔阻滞，FFA 显示视网膜有无灌注区，患者视力预后差，且有继发新生血管性青光眼的危险。研究表明，高血压病患者 BRVO 患病率比非高血压病患者高 5 倍。I 级 HR 与 BRVO 强相关。治疗高血压病能降低 RVO 的发生率，并防止对侧眼发病。因此，对于 RVO 患者，应密切监测血压，并依据监测结果开始或调整降压治疗。[①]

（2）视网膜小动脉栓子。视网膜小动脉栓子是位于视网膜小动脉层的散在的斑块样病变。栓子来源各异，可由胆固醇结晶组成（反光性栓子），或由纤维素、血小板、钙质或其他物质组成（非反光性栓子）；可以单发或多发，可见于单眼或双眼。流行病学调查提示，无症状视网膜小动脉栓子在 40 岁以上的成人中很常见，其患病率为 1.3%～1.4%，10 年发病率为 2.9%。该类栓子常不稳定，90% 在 5 年后消失。本病的主要危险因素是高血压病、糖尿病和吸烟。高血压病患者患视网膜小动脉栓子的危险性比非高血压病患者高出 2 倍，吸烟的高血压病患者其危险性高出 6 倍。该病有两个主要并发症：视网膜动脉阻塞（RAO）和栓塞性心血管疾病。研究表明，本病患者患冠心病的可能性比对照组高 2 倍，出现颈动脉斑块的可能性高 4 倍，脑卒中致死的危险性高出 2 倍。故本病患者应做全身检查，重点是高血压病的控制情况和可治疗性血管危险因素的评价。虽然应尽早确定栓子来源，但用于检测栓子来源的颈动脉超声和超声心动检查是否有价值还存在异议。

① 董徽，陈阳，邹玉宝，等．青年高血压患者肾动脉狭窄合并巨大动脉瘤一例 [J]．中国循环杂志，2021，36（1）：86-87．

（3）视网膜动脉阻塞（RAO）。在高血压病患者中很常见。视网膜中央动脉阻塞常突然无痛性单眼视力下降，典型眼底表现为黄斑区樱桃红。而视网膜分支动脉阻塞对中心视力影响可能很轻，可以仅表现为视野缺损。70% BRAO病例可见视盘血管内或其远端的视网膜分支动脉内有栓子，但仅有20% CRAO病例可见到这一体征。资料显示，CRAO的年发病率为1/万，多发生于60～65岁老人。而人群调查显示了更低的发病率，每年只有0.07/万。RAO与高血压病、心血管病危险因素（如吸烟）、血液异常及亚临床和临床脑卒中相关。近半数RAO患者有超声心动检查异常，10%的患者需要全身治疗。RAO与心脑血管疾病及其致死的危险性增加有关。一项研究对99位RAO患者进行了平均4.2年的随访，得出每年患者死亡的绝对危险度为8%，冠心病致死者占60%，脑卒中占3%。对于RAO患者，全面的心脑血管评价十分必要。RAO对颈动脉狭窄的预示性不高，但是，仍应常规行颈部超声检查。

（4）视网膜大动脉瘤。视网膜大动脉瘤是一种视网膜动脉的纺锤样或囊样扩张，在高血压病患者中很常见。有假说认为，随年龄增长，视网膜动脉壁的中间肌纤维层和内膜层逐渐被胶原组织取代，弹性降低，使动脉容易在血压升高时发生扩张。继而，肌肉层消失，动脉壁纤维化，使血管壁扩张，通透性增加，最终可致动脉瘤破裂。大样本数据显示，大约1/5的大动脉瘤发生于双侧，常无症状，但在继发出血或渗出时，可有急性视力下降。本病患者75%患高血压病。未得到控制的高血压病患者可能以大动脉瘤导致的视力下降为首发表现。随大动脉瘤血栓形成，出血和渗出吸收，视力通常自行恢复。然而，慢性黄斑水肿和硬性渗出沉积造成的视网膜损害可能导致永久的低视力。

（5）缺血性视神经病变（ION）。与视网膜循环相似，视神经循环也易受高血压病和其他血管危险因素影响。ION是50岁以上成人中最常见的急性视神经病变。前部缺血性视神经病变（anterior ischemic optic neuropathy, AION）占90%，典型表现为突然视力下降和视盘水肿。AION又分动脉炎型和非动脉炎型，动脉炎型一般由巨细胞颞动脉炎造成，与高血压病无关。而非动脉炎型AION与高血压病及其他心血管危险因素强相关。研究显示，非动脉炎型AION在50岁以上人群中的年发病率是10.3/10万。50%的非动脉炎型 AION 患者患有高血压病，25％患有糖尿病。高血压病、糖尿病和高胆固醇血症在增加患 AION 危险性方面对年轻人的影响较年长者更明显。AION 与颈部动脉疾病的相关性很小，无须常规进行颈部超声检查。

（6）糖尿病视网膜病变（DR）。DR 是糖尿病特异的微血管并发症，也是造成青壮年人视力损害的主要原因之一。高血压是 DR 发生和发展的独立危险因素。高血压导致糖尿病患者视网膜血管自我调节功能受损，视网膜血管内皮损伤以及血管内皮生长因子表达增多。将 1048 例高血压病患者随机分为严格控制血压组（应用阿替洛尔或卡托普利使目标血压水平低于 150/85mmHg）和非严格控制血压组（血压低于 180/105mmHg），前者微血管病变的危险性降低 37％，DR 的发展速度减低 34％，视力减退程度下降 47％，且控制血压的上述作用不依赖血糖水平而独立存在。基线血压最高的 1/3 患者（收缩压＞140mmHg）发生 DR 的可能性是基线血压最低的 1/3 患者（收缩压＜125mmHg）的 3 倍。收缩压每降低 10mmHg，发生 DR 的危险性降低 10％。控制 2 型糖尿病患者的血压有助于预防 DR 和其他微血管并发症。试验显示，有微量蛋白尿的 2 型糖尿病患者，针对高血糖、高血压和高血脂的全面治疗与单一治疗相比可将发生 DR 的危险性降低 60％。即使在正常血压范围内，降低血压仍然可能减小发生 DR 的危险。

对于血压正常且无微量蛋白尿的 1 型糖尿病患者，在控制血糖的情况下，使用血管紧张素转化酶抑制药治疗可以使 DR 的进展减缓 50％，发展为增殖性 DR 的概率减小 80％。该研究表明，血管紧张素转化酶抑制药可能在降低血压之外还有防治 DR 的效果，推测机制为：改善了视网膜血流动力学环境，增加了一氧化碳产物，减轻了内皮功能障碍，阻断了血管内皮生长因子的作用，以及降低了细胞金属蛋白酶的活性。

第三章 高血压分级管理应用

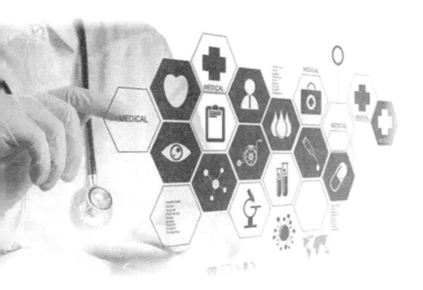

第一节　高血压的筛查与诊断

一、高血压的筛查

高血压是严重的心血管疾病状态，是脑卒中、心力衰竭、心肌梗死、肾功能不全等严重终末期疾病最重要的危险因素。降压治疗可有效控制血压，降低这些心脑血管并发症的发生率。收缩压每降低 10mmHg（1mmHg=0.133kPa）或舒张压降低 5mmHg，脑卒中风险降低 40% 左右，心肌梗死风险降低 20% 左右。高血压与各种心脑血管并发症风险之间的关系在我国人群中可能更为密切，因此，降压获益也可能显著高于上述风险下降幅度。

高血压也是最常见的心血管疾病。面对巨大的患病人数，高血压管理已非管还是不管的意愿问题，而是还能否管理的能力问题，可能需要策略层面的重大创新才能管理好高血压所导致的巨大心血管病风险。

（一）高血压的分级管理

1. 分级管理的定义

分级是高血压管理的基础，其核心目标是降压达标。分级是目前大部分指南中高血压诊治的基础。大部分指南采用 1、2、3 级划分方法，即收缩压、舒张压 140 ~ 159/90 ~ 99mmHg 为 1 级；160 ~ 179/100 ~ 109mmHg 为 2 级；≥ 180/110mmHg 为 3 级，这与较早期的轻、中、重度严重程度分级完全一致。2003 年 JNC7 以来的美国高血压指南、2006 年英国国家健康与临床优化研究所（NICE）指南以来的英国高血压指南以及新近发表的国际高血压学会 / 美国高血压学会指南改用 1、2 级及严重（severe）高血压分级方法，血压分级的标准与以上 1、2、3 级划分方法完全相同。后者的主要理由是，新的指南中已将原来的部分 3 级高血压（即收缩压 ≥ 180mmHg 者）定义为高血压急症或亚急症，因此其管理与 1、2 级高血压有很大差别。尽管如此，并无证据显示这些分级方面的差别对高血压管理具有任何实质性影响。因此，采用 1、2、3 级的划分方法可能并无不妥。

2. 分级管理的技术条件

分级管理的技术条件之一是准确测量血压。尽管因为临床试验证据的原因，目前大部分指南仍以诊室血压为主要的高血压分级依据，为诊断、疗效评估的主要手段，但新的动态血压、家庭血压监测等诊室外血压监测的优势是显而易见的。因此，需要更普遍地开展动态血压和家庭血压监测工作，更优先地在临床工作中以动态血压和家庭血压诊断高血压、评估降压治疗的效果。动态血压和家庭血压监测不仅可以在新发现血压升高者中诊断白大衣高血压和隐匿性高血压，还可以在已经接受降压药物治疗的患者中发现白大衣或隐匿性未控制高血压。更重要的是，动态血压和家庭血压监测不仅可以更准确地评估一段时间血压的平均水平，还可以评估血压的变异情况和变化趋势，这样可以在有效控制高血压的同时，避免降压治疗过程中的低血压风险，显著提高降压治疗的效果和质量，更有效预防各种心脑血管并发症的发生。

分级管理的技术条件之二是多种经过临床试验验证的不同作用机制的有效降压药物。目前大部分指南推荐使用五大类降压药物，即钙通道阻滞剂（CCB）、血管紧张素转化酶抑制剂（ACEI）、血管紧张素受体拮抗剂（ARB）、利尿剂和肾上腺素 β 受体阻滞剂等。这些药物大致涵盖了目前已知的大部分血压调节或高血压发病机制，因此，如果能够在出现严重的靶器官损害之前即启动降压治疗，单药或联合治疗可以将绝大部分患者的血压控制到目标水平，问题的关键是早期发现、及时诊断、尽早控制高血压。

(二) 高血压的分期管理

1. 分期管理的定义

分期是指高血压疾病分期，即把高血压分成：

（1）没有血管或靶器官损害的早期。

（2）已有血管或靶器官损害，但尚处于功能代偿期的中期。

（3）已经发生心脑血管并发症的晚期。

这样的分期理念与在危险分层出现前的高血压分期相似，但不同的是，分期的技术条件显著改善了，并可在分期的基础上，提供更有针对性、更有效的降压药物治疗。这种分期理念与危险分层完全不同。危险分层的依据除了靶器官损害之外，还包括多种可改变或不可改变的危险因素以及各种合并症。分层虽然可在群体水平上进行风险评估，但个体水平上的准确性较差，或者完全没有意义。比如，1例60岁以上的老年男性，如果吸烟，可能因为3个危险因素被分层为极高危，但在治疗上指导意义有限，与1例60岁以上不吸烟的老年女性并无很大差别。当然，对高血压进行疾病分期也不是为了反驳"高血压不是病"的说法，因为高血压当然是病，只不过不是"一种疾病"，而是多种疾病共同的临床表现。

2. 分期管理的技术条件

分期管理的技术条件包括各种类型的影像技术、功能检测技术、生物检测技术等。

第一，目前已经可以十分准确地检测动脉血管的结构和功能。采用超声影像技术可以检测大部分表浅大动脉，如颈动脉及其分支、股动脉及其分支等，除了可以检测斑块的大小、性质，还可以测量内中膜的增厚情况；采用射频信号采集与分析技术，还可以通过检测这些动脉血管的收缩和舒张情况评估其弹性功能。采用多普勒超声技术可以探测较深的主动脉、肾动脉、颅内动脉血管的血流，并根据血流判断血管的通畅情况。通过检测血流介导的动脉血管舒张功能，可以评估动脉内皮功能。通过检测四肢血压，也可检测周围动脉血管是否有斑块形成。此外，近年来大动脉功能检测技术日臻成熟，通过检测脉搏波传导速度或反射波增强指数等可检测大动脉的弹性功能。血管是高血压最重要的靶器官，血管病变是各种脏器缺血性疾病的病因和发病基础，因此，血管检测技术是高血压分期管理的最主要手段。

第二，早期发现各种类型的高血压靶器官损害。采用先进的影像技术可以检测脑白质病变、腔隙性脑梗死等亚临床的脑组织病变；可以检测心脏的结构和功能，新的超声技术甚至可以在出现结构病变前检测到非常早期的心房功能异常、左心室收缩和舒张功能异常等；也可检测到肾脏的各种病变，如肾脏的大小、肾脏的缺血性梗死灶或肾脏微小结晶形成等。简单、易行、可靠的心电图检测也可以发现多种与高血压关系密切的严重病变，如心房颤动、左心室肥厚等。此外，还可以通过检测各种生物标志物评估心血管系统的功能。脑钠肽可以很早发现心脏功能异常；尿微量清蛋白则不仅可以反映肾脏本身的问题，也是全身血管内皮功能异常的标志物。

3. 分期管理的意义

分期管理的最重要价值在于根据动脉血管及靶器官损害情况选择最有效的降压治疗方案，不仅有效控制血压，而且有效保护靶器官。比如，患者如果伴有微量清蛋白尿，需要优先选择肾素 - 血管紧张素系统抑制药物，如ACEI（ACE inhibitor，血管紧张素转化酶抑制剂）或 ARB（Angiotensin Receptor Blocker，高血压治疗药物之一），既可有效减少蛋白尿，也可有效控制血压，改善内皮功能，保护靶器官，预防并发症特别是终末期肾脏疾病发生。同样，如果脑钠肽升高，更需要优先使用 ACEI，以治疗或预防心力衰竭。如果大动脉弹性功能下降，则可能需要优先使用 CCB，这样才能够控制血压，预防心脑血管并发症发生。分期管理可以通过更加有效、有针对性的治疗预防各种终末期疾病的发生。如果高血压患者已经发生了心脑血管并发症，则治疗应更有针对性，心力衰竭患者需要使用 ACEI 或 ARB，使用利尿剂、β 受体阻滞剂等；如果已经进展为终末期肾病，则需要使用 ACEI 或ARB；脑卒中患者则可能需要使用 CCB。

（三）高血压的分型管理

1. 分型管理的定义

分型是指对高血压进行病因学分型，进行病因治疗，从而阶段性地根治高血压或显著提高降压治疗的效果。长期以来，高血压被简单地分为病因明确的继发性高血压和病因尚难以明确的原发性高血压。继发性高血压主要包括肾上腺疾病导致的内分泌性高血压和肾脏疾病所导致的肾性高血压。内分泌性高血压包括原发性醛固酮增多症、嗜铬细胞瘤等，部分库欣综合征患者也伴有高血压；肾性高血压包括肾动脉狭窄导致的肾血管性高血压及肾小球或肾小管疾病所导致的肾实质性高血压等。肾血管性高血压又可根据血管病变的性质分为大动脉炎、纤维性肌发育不良、动脉粥样硬化斑块等。此外，还有一些少见的继发性高血压，如主动脉缩窄导致的高血压等。随着高血压诊疗技术的迅速提高，这些继发性高血压的诊断率显著升高，已成为高血压住院诊治人群的主体。但这些继发性高血压仍然是高血压的绝对少数，绝大部分高血压仍然被诊断为原发性高血压，包括一些年龄很小的显然并非原发性高血压发病年龄的高血压患者。这都需要我们积极采用先进的技术手段，深入探索，对所谓的原发性高血压进行病因学分型，甚至病因学诊断，从而更有效地治疗高血压。

2. 分型管理的目标

高血压的病因学分型主要针对所谓的原发性高血压。真正的原发性高血压可能只包括那些因为动脉硬化在老年期发病而致病原因并不明显的高血压，可能是每天多摄入了 1g 钠盐，或每周多喝了 50g 酒，或者每个月抽了 20 支烟，或者是工作或生活的压力稍增大，也可能只是因为到了 80～100 岁的耄耋之年。这样的高血压病因是不可逆的，因此可以称为真正的原发性高血压。除此之外，绝大部分高血压都应该可以找到病因，并可以通过祛除病因显著降低血压或控制血压。当然，祛除病因有时可能并不容易或几乎不可能，比如吸烟和酗酒都可导致高血压，但很多人已经成瘾，无法戒断；或因为摄入的盐多一些，或者肥胖，或者工作、生活压力大，或者体力活动少等，都并不容易解决。但通过病因学分型仍有可能帮助我们找到其体内的发病机制或病理生理学特征，通过干预这些发病机制或病理生理学机制，实现更加有效的治疗。

3. 原发性高血压的主要类型

根据近年来我国高血压的流行趋势，对原发性高血压可以在以下方面进行有益的探索：

（1）青少年代谢性高血压。近年来，青少年高血压的患病率迅速升高，主要原因是热量或不健康的食品添加物摄入过多，以及体力、体育活动过少等原因，导致各种类型的代谢紊乱，比如最常见的肥胖、代谢综合征、高尿酸血症等。对这部分患者必须尽可能明确导致血压升高的体内机制和体外原因，纠正体内代谢紊乱，祛除体外原因，有效控制血压，使其能够健康成长。

（2）中青年交感神经过度激活高血压。由于生活节奏加快，工作、生活的压力加大，加上吸烟、饮酒等不健康的生活方式，中青年人群高血压的患病率上升也十分明显。这个年龄的高血压患者往往因为这些外部因素导致交感神经过度激活，血压升高。已经作为继发性高血压，纳入部分高血压指南的睡眠呼吸暂停综合征，导致高血压的机制在很大程度上也是交感神经过度激活。但因为并非所有交感神经激活者都有高血压，因此还需要进一步探讨与这类高血压发生相关的机制，从而能够更加有效地管理这类高血压患者。

（3）非肾动脉主干显著狭窄的缺血性肾病高血压。各种原因导致的肾动脉主干狭窄通常都会导致高血压，这种情况尽管诊断率显著提高，但仍不多见。其他类型的肾脏血管病变所导致的肾脏缺血性病变可能也会导致高血压，还可能是更为常见的导致高血压或导致高血压难治的原因。比如，早在20世纪60年代就有学者提出副肾动脉可能是导致高血压的原因，尽管后来有研究者发现并非有副肾动脉者都有高血压，因而充满争议。但因为副肾动脉很常见，也不能完全排除其与高血压发病的关系，这可能是一个有重要意义的研究领域。

在现阶段，面对数量巨大的高血压患者人群，应尽可能加强血压监测，特别是在还没有诊断高血压的人群中进行家庭血压监测，使其在血压才开始升高时即得到诊断，这样绝大部分高血压患者的治疗目标是降压达标，因此分级管理是高血压管理的基础。部分高血压患者可能通过非常简单、常见的诊断评估即可发现重要的血管和靶器官损害，比如心电图、微量清蛋白尿、踝臂指数等，对这些患者需要更加全面的血管、靶器官结构和功能评估，进行高血压的分期管理。有些高血压患者可能有明显的继发性高血压线索，比如低血钾、低或高肾素等，需要进行传统继发性高血压筛查。有些高血压患者尽管没有这类典型继发性高血压线索，但如果年龄较小或有其他典型特征，则也需要进行发病机制、病理生理学特征的分析和探讨，从而实现根据病因、发病机制对这部分高血压患者的治疗和管理，即所谓分型管理。

（四）高血压的筛查流程

（1）定期筛查。健康成年人每2年至少测量1次血压，最好每年测量1次。

（2）机会性筛查：①单位健康体检或各类从业人员体检；②成人高血压普查或建立健康档案；③利用特定场所的测量血压；④医疗机构实行首诊血压测量制度。

（3）高血压易患人群筛查。易患人群包括：

第一，血压高值（收缩压 120～139mmHg 和（或）舒张压 80～89mmHg）。

第二，超重（BMI 为 24.0～27.9kg/m²）或肥胖（BMI ≥ 28kg/m²），和（或）

腹型肥胖（腰围：男性≥90cm，女性≥85cm）。

第三，高血压家族史（一、二级亲属）。

第四，长期膳食高盐。

第五，长期过量饮酒（白酒、葡萄酒和啤酒摄入量分别≥50、100和300mL）。

第六，年龄≥55岁。

易患人群一般要求每半年测量血压1次，提倡居家测血压，利用各种机会性筛查测量血压。

二、高血压的诊断

（1）新发现病例的血压检测间隔及次数标准。

初次发现血压达到高血压诊断标准（收缩压≥140mmHg和（或舒张压≥90mmHg），如为重度升高（即收缩压≥180mmHg和（或舒张压≥110mmHg），排除其他干扰因素，并安静休息后，复测仍重度升高，可诊断为高血压。

如为轻、中度升高（即收缩压≥140mmHg而＜180mmHg和（或舒张压≥90而＜110mmHg）者，建议4周内复测血压2次，均达到高血压诊断标准，则诊断为高血压。

（2）血压水平分类。

根据血压升高水平，又进一步将高血压分为1级、2级和3级（见表3-1）。动态血压监测的高血压诊断标准为：平均收缩压/舒张压24小时≥130/80mmHg；白天≥135/85mmHg；夜间≥120/70mmHg。家庭血压监测的高血压诊断标准为≥135/85mmHg，与诊室血压的140/90mmHg相对应。

表3-1　血压水平分类和定义

分类	收缩压（mmHg）	舒张压（mmHg）
正常血压	＜120和	＜80
正常高值	120～139和（或）	80～89
高血压	≥140和（或）	≥90
1级高血压（轻度）	140～159和（或）	90～99

续　表

分类	收缩压（mmHg）	舒张压（mmHg）
2级高血压（中度）	160～179 和（或）	100～109
3级高血压（重度）	≥ 180 和（或）	≥ 110
单纯收缩期高血压	≥ 140 和	＜ 90

备注：当收缩压和舒张压分属于不同级别时，以较高的分级为准。

（3）其他心血管危险因素的筛查流程，包括吸烟、血脂异常、糖尿病和肥胖的筛查流程，如图3-1所示。

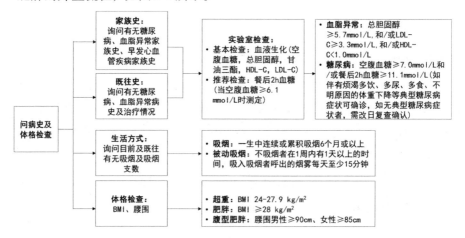

图3-1　问病史及体格检查流程图

（4）高血压患者伴发心脑血管病、周围血管病及肾脏病病史的评估流程。根据病史采集和体格检查，判断是否具有提示可能有靶器官损害的症状和体征，如有相关症状和体征需要做进一步的相应检查。如无相应的检查条件，可考虑转诊上级医院进一步检查明确，流程如图3-2所示。

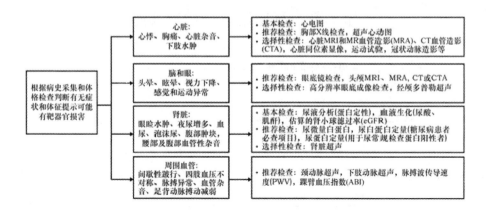

图 3-2　伴发心脑血管病、周围血管病及肾脏病病史评估流程图

（5）高血压患者心血管风险水平分层标准，具体见表 3-2。

表 3-2　高血压患者心血管风险水平分层标准

其他心血管危险因素和疾病史	血压（mmHg）			
	SBP130～139 和（或）DBP85～89	SBP140～159 和（或）DBP90～99	SBP160～179 和（或）DBP100～109	SBP ≥ 180 和（或）DBP ≥ 110
无		低危	中危	高危
1～2 个其他危险因素	低危	中危	中/高危	很高危
≥3 个其他危险因素，靶器官损害，或 CKD3 期，无并发症的糖尿病	中/高危	高危	高危	很高危
临床并发症，或 CKD ≥ 4 期，有并发症的糖尿病	高/很高危	很高危	很高危	很高危

注：CKD：慢性肾脏疾病。

第二节　高血压分级诊疗实施

一、高血压分级诊疗的基本知识

(一) 高血压分级诊疗的实施步骤

第一，高血压分级诊疗的推进与高血压防治人才培养同步进行。通过人才培训，各地区医疗机构初步建成一批专科学术水平较高、专业特色突出、知识结构合理的高血压防治人才，依靠这些业务骨干，加强本医疗机构或下级医疗机构高血压防治人才梯队建设，逐步带动提高本地区高血压诊疗专业技术水平，并不断提高医疗质量和服务水平，推进本地区高血压防治工作。

第二，各地区高血压分级诊疗工作采用分阶段、逐步推进的方式开展。首先确定高血压分级诊疗试点地区，抓好试点地区的高血压分级诊疗工作。然后通过专业高血压诊疗机构的带动，待试点地区的高血压分级诊疗工作有所进展后，总结高血压分级诊疗的经验，并把这些经验在本地区范围内逐步推广。

第三，充分发挥高血压分级诊疗工作示范地区的领头羊作用，以点带面，全面推进全地区高血压分级诊疗工作。具体可以通过结对子的方式，让先开展高血压分级诊疗的地区带动其他未开展高血压分级诊疗工作的地区，一带一、一对一地帮助、扶持和带动全地区基层高血压诊疗工作的顺利开展，努力使全地区的高血压诊疗工作在均衡发展的同时上一个新的台阶。

第四，充分发挥高血压分级诊疗工作示范地区收到的社会效益和经济效益的影响力，让全地区的高血压患者能够自愿接受各级医疗机构的诊疗，使全地区的高血压知晓率、治疗率和控制率达到新的水平。

(二) 医疗机构的职责

1.县级医疗机构的职责

县级医疗机构作为落实高血压分级诊疗的主力，每月要派专人到基层医疗机构指导和检查高血压诊疗工作走基层的主要工作内容包括教学查房、病例讨论和学术讲座等。县级医疗机构要承担基层重症复杂患者的转诊和会诊工作，按照《县医院高血压诊疗规范》和《乡村与社区高血压防治规范》开展工作。

县级医疗机构作为高血压诊疗的主战场，要为乡镇卫生院与社区卫生服务中心的急重症复杂高血压患者提供渠道，研究、制订县域内高血压防治策略和规程，对乡镇卫生院和社区卫生服务中心的医生进行培训，并对学员进行考核和评估。

经培训后的乡镇卫生院和社区卫生服务中心的医生在提高高血压诊疗技术水平后，能够做到：①独立开展高血压防治健康教育、患者诊治、总结经验等工作；②指导村卫生室高血压防治工作；③遇有重症复杂患者时，请县级医疗机构专家会诊或转诊；④参与县级医疗机构关于高血压防治的科研项目，得到学术支持等。

2. 专业高血压诊疗机构的职责

专业高血压诊疗机构在各地区承担着高血压分级诊疗的组织感官职能。此机构的专家要对有关高血压的学术难点、热点问题等组织专家讨论，明辨是非；还要把高血压防治的最新进展、新方法和临床经验总结及时推广到各地区医疗机构中，从学术理论和临床实践上发挥关键的作用。

专业高血压诊疗机构在各地区作为高血压医疗技术的领头单位，又是该地区高血压患者诊疗的重点医疗机构，要在各地区卫生和计划生育委员会（卫计委）的领导和督促下进行高血压分级诊疗工作，并有为下级医疗机构的高血压诊疗提供支持的责任，以及帮助有需要的医疗机构培训高血压防治人才的义务。

（三）高血压分级诊疗的内容与分工

1. 乡村与社区医疗机构——"骨干"作用

高血压患者就近、就地自愿到乡村与社区医疗机构首诊。基层医疗机构的医生除了要具备诊治高血压的基本知识，认真为患者服务，有效解决他们的高血压问题，还要对本机构诊治困难者提供转诊服务。这就要求广大基层医疗机构的医务人员在落实高血压患者的具体诊疗工作的同时，协助县级医疗机构做好自己所管辖地区内高血压等慢性病的登记与管理工作便于患者就近就医，避免了直接到县级医疗机构或大医院就诊时出现的"看病贵、看病难"的问题，并且也提高了患者就诊率，特别是使单纯早期、无症状高血压患者及时就医成为可能。

（1）村卫生室与社区卫生服务站。其主要负责测量城乡居民的血压并把具体情况记录在案；对高血压患者进行简要的病史询问及高血压防治指导；完成必要的健康生活方式咨询和教育。当初诊患者是单纯、轻度、原发性高血压时，可在村卫生室或社区卫生服务站诊治，如果经治疗后，患者的血压依然不能控制，应及时把患者转诊到乡镇卫生院或社区卫生服务中心诊治，但大多数高血压患者都需要转诊。

从乡镇卫生院或社区卫生服务中心等医疗机构转回至村卫生室或社区卫生服务站的高血压患者，应按上级医疗机构的诊疗方案继续诊治，并观察治疗效果。

（2）乡镇卫生院与社区卫生服务中心。其对高血压患者诊疗的内容包括：详细询问患者病史，对患者进行必要的体格检查，给予药物治疗或调整治疗方案；对所有原发性高血压患者进行处理，包括健康生活方式指导和合理的药物治疗；合理进行高血压患者的系统检查，包括乡镇卫生院或社区卫生服务中心可做的检查和利用县级医疗机构的设备完成的检查等；重视继发性高血压的筛查，对于有继发性高血压线索的患者在发现线索后应及时送往县级医疗机构诊治；发现有心血管疾病倾向的患者，及时送至县级医疗机构明确诊断；现场处理心血管疾病发作，包括明确诊断、留院观察和详细记录；做好从县级医疗机构转回到乡镇卫生院或社区卫生服务中心的患者的病情观察，继续帮助患者诊疗。

2.县级医疗机构——主力作用

被转诊至县级医疗机构就诊的全部患者都要按照《县医院高血压诊疗规范》的要求进行诊断、治疗。个别少见、复杂、重症患者需要转诊到专业高血压诊疗机构就诊。

目前我国高血压患病率为25.2%，估计全国成人高血压患者有2.7亿。要让所有高血压患者都得到诊断与治疗必须要有大量的专科医生。大中城市三甲医院只能完成10%高血压患者的诊治，这些患者往往是因为发生严重心血管疾病而接受特殊治疗，90%的患者在县级或以下基层医疗机构就医，这些医疗机构的医生承担着高血压检出、登记、治疗及长期系统管理的任务。高血压是由多种原因和疾病引起的，故很多患者还伴随糖尿病、血脂异常等心血管疾病危险因素，这些因素反映在高血压患者身上，通常会引发各种心血管疾病，同时还伴随其他疾病，这就使高血压的诊断与处理变得复杂，以及对高血压患者的诊断和治疗更困难。对这样的高血压患者，乡村与社区医疗机构是难以完成诊断与治疗的，基层绝大多数患者要到县级医疗机构诊治。因此，县级医疗机构要承担起高血压诊治主力的重任。

3.专业高血压诊疗机构——重要作用

各地区专业高血压诊疗机构需要接收县级医疗机构等基层医疗机构转诊过来的重症、复杂高血压患者，并对这些患者进行专业的诊断与治疗，待患者病情诊断明确、血压得到控制后，再转回到患者所在地的原医疗机构继续诊治，同时，把为患者制定的随诊与观察计划向患者阐明，并记录在案。

专业高血压诊疗机构还要与所在医院的各科（如心脏内科、神经内科、肾脏内科、内分泌科、泌尿外科、风湿科和妇产科等）专家保持密切联系，对于涉及心血管疾病或内分泌代谢疾病等的高血压患者，需要把他们转至医院相应专科进行进一步专科诊疗。

4.医院多学科协同诊疗——新力量

高血压包含的疾病种类很多，多学科应从协同和关联的角度发现与诊疗高血压患者已存在的各种疾病，高血压涉及的群体范围广泛，要组织和动员各级医疗机构及家庭开展高血压防治工作，因此，高血压学科已形成一个特色鲜明的大学科，即大高血压学科。

高血压的诊断、治疗与预防需要医院多学科协同、共同实施，在实践中要有大高血压学科的概念和思路，从而解决大高血压学科涉及的各种问题，更好地为患者服务。人体作为生命的有机整体，各系统器官联系密切、互相影响。疾病的发生发展不单单是某一器官发生病理性改变，而是一系列病理生理改变，首先以某一器官损害为突出表现，高血压本身及其涉及的疾病更是如此。大高血压学科这一概念将更好地揭示高血压与其他疾病之间的本质关系。因此，医院各科在诊疗本科疾病时，要考虑这些疾病的发生是否与高血压有关，以便在诊疗患者时，既能制定最佳的诊疗方案，也能在治疗中及时调整诊疗方案，采取最佳的治疗措施，保护患者的利益。

二、高血压分级诊疗的重要环节——双向转诊

部分高血压患者病情复杂，由于基层医疗机构设备条件和医生诊疗技术水平、经验有限，基层医疗机构难以完成高血压患者所涉及的各种疾病的诊疗工作。针对患者的具体情况，分别把患者转到相应的医疗机构进行诊治：把血压水平较高、心血管危险因素多、怀疑有靶器官损害或心血管疾病的患者转诊到县级医疗机构；把重症、复杂的高血压患者转到专业高血压诊疗机构。县级医疗机构和专业高血压诊疗机构的设备条件相对较好，医生的诊疗技术水平较高，能够利用自身优势把病情复杂的高血压患者的病因查清楚，制订最佳的诊疗方案。经过上级医疗机构诊疗后，患者的病情得到控制，血压恢复到一定程度后，要为患者制订长期随诊计划，或再转回到原基层医疗机构继续进行诊治。这就是双向转诊的流程。

(一) 双向转诊的对象

1. 转诊至上级医疗机构

（1）村卫生室和社区卫生服务站。对村卫生室和社区卫生服务站来说，主要是监测血压，发现高血压患者。绝大部分初发现的高血压患者应转诊：有靶器官损害特别是有心血管疾病的患者、有糖尿病或其他危险因素多的患者、存在继发性高血压线索的患者、有高血压危象倾向特别是有高血压危象发作史者、顽固性高血压和血压波动异常的高血压患者、特殊人群（如老人、儿童、妇女高血压患者）等，应及时到上级医疗机构就诊。

（2）乡镇卫生院和社区卫生服务中心。乡镇卫生院和社区卫生服务中心遇到以下患者或情况时，应及时把患者转诊到县级医疗机构或就近的专业高血压诊疗机构：

第一，高血压危象（高血压急症和次急症）患者，经过现场处理且病情相对稳定后，应及时、安全地把患者送往县级医疗机构或就近的专业高血压诊疗机构，途中必须有医护人员护送并有相应的抢救设备。

第二，伴靶器官损害和存在心血管疾病证据的高血压患者，为了防止心血管疾病的发作与发展，应及时通过急救中心将患者转送到县级医疗机构的相应科室或大医院相应的专业科室。

第三，难治的高血压患者，即应用利尿剂在内的3种抗高血压药物、正规足量治疗、血压仍然不能控制在140/90mmHg以下者为顽固性高血压，为了查清原因、控制血压和保护靶器官，应将患者及时转诊。

第四，血压波动异常的高血压患者，基层医疗机构难以控制时，应及时转诊，这些患者中有的是心血管疾病发作者，为了保证患者的安全，转诊时要有相应的安全保护措施。

第五，育龄期女性高血压患者，对妊娠和哺乳期伴高血压的患者，以及准备怀孕的女性高血压患者，特别是高龄、肥胖、吸烟者，应及时转诊，并对其进行相关诊疗指导。

第六，有继发性高血压线索的患者，对有特殊症状、体征异常或某些生化结果异常、疑似继发性高血压患者，应及时转诊。

另外，患者或家属有转诊要求，根据分级诊疗自愿的原则，应尽量满足。

（3）县级医疗机构，目前在治疗的高血压患者中，10%的高血压患者在大中城市二甲医院就诊，已经造成大医院人满为患。随着我国慢性病分级诊疗工作的推进，到上级医疗机构就诊的患者会明显增加。县级医疗机构的医生只有提高自己诊疗水平，积极主动发挥好高血压患者诊疗的主力作用，才能把患者留住。患者有以下情况时，可以向专业高血压诊疗机构或三甲医院各专科转诊：

第一，复杂的继发性高血压患者要转往专业高血压诊疗机构或二甲医院相关专科。

第二，伴严重心血管疾病的高血压患者要转往三甲医院相应的专科诊疗。

第三，高血压患者某一项具体检查要处理或因某些特殊疾病可转诊到三甲医院相应专科，如查出肾上腺腺瘤转至泌尿外科接受手术、肾动脉狭窄转至血管科等，如肾动脉狭窄需要造影时，应根据客观原因及时转诊。

2. 转回至相应医疗机构

专业高血压诊疗机构或三甲医院相关专科的专家接到转诊患者后，应认真采集病史，分析病情，完成一般及相应的检查，确诊或排除某些疾病，给予明确的治疗方案并见到初步效果后，根据患者的实际情况再将患者转回相应的医疗机构。

（二）双向转诊的原则

（1）绝对保护患者的原则。医疗是为患者服务，要根据患者病情和医院客观情况及时把需要转诊的患者转诊，以免延误病情，造成不可挽回的损失。地方社会保障和卫生部门应以患者身体健康和病情为重，从医保政策上对转诊工作给予支持，为百姓创造良好的就医条件，让患者能够得到专科诊疗，并帮助患者解决转诊中的实际问题。另外，所有高血压患者的首诊医生即为责任医生。疑难、重症、复杂患者根据自愿的原则先到就近医疗机构诊疗，待病情稳定后考虑转诊至上级医疗机构或专业高血压诊疗机构。转诊途中患者的安全由转出医疗机构负责，到上级医疗机构或专业高血压诊疗机构后根据约定，保证患者及时就诊或住院治疗。

（2）经济的原则。基层医疗机构的医务人员要做好高血压患者的管理、随诊工作，及时与患者沟通，了解患者对药物的治疗反应、病情观察及治疗过程、治疗方案等并记录在册，对于重大治疗过程尽可能详细记录。在患者转诊时提醒带上病历、检查结果等资料。这样既对今后患者的复诊提供病情、诊断、治疗等方面的资料，方便医生诊断病情，也能为患者节省不必要的、重复检查的开支，一定程度上也减轻了过度检查对患者身体的损害。

（3）方便的原则。基层医疗机构与上级医疗机构或专业高血压诊疗机构应建立畅通的双向转诊关系，既方便转出和转入医疗机构对患者的诊治、管理，也能保证患者得到及时、有效的诊治。

（4）提高的原则。基层医疗机构的医生每转诊一例患者，要有详细的病历、初步诊断和病情分析等记录，通过与上级医疗机构或专业高血压诊疗机构对患者病情的处置进行比较，分析诊断、治疗的差别，总结经验，以此提高自己的业务水平。

（5）配合的原则。对于已在上级医疗机构或专业高血压诊疗机构查明病因、血压得到控制、心血管疾病基本稳定、制订了治疗方案、可转回基层医疗机构继续治疗的患者，基层医疗机构的医生应做好接收工作，积极了解患者病情，分析相关病历资料，配合做好转回患者的诊疗工作。

下级医疗机构的医生对于不了解或不理解的问题要主动向上级医疗机

构或专业高血压诊疗机构学习、请教。如果发现治疗原则和方法有明显不合适处，应及时与其相关医生取得联系，并针对问题进行讨论。这样做，既是对患者负责，也能使转诊双方的责任医生得到提高。

上级医疗机构或专业高血压医疗机构的医生要积极接收基层医疗机构所转的每一位高血压患者，帮助解决问题。接到患者后要认真了解下级医疗机构有关病情的报告，对于不合适的处理应及时指出并纠正，同时保护基层医疗机构医生的工作积极性。

（三）双向转诊的实施

（1）重症患者的转诊。对重症患者进行及时而安全的转诊是使患者转危为安的重要措施，要注意以下几点：

第一，重视现场处理。急诊患者一定要采取现场处理。基层医疗机构的医生提到转诊时，要根据患者病情采取相应的处置措施，如对急诊高血压患者，要重视现场处理，特别是患者合并心血管疾病发作时，现场处理比急诊转诊更重要。而不是盲目地认为把患者由下级医疗机构转到上级医疗机构或专业高血压诊疗机构就医即可，从而忽视现场处理的重要性。

一般情况下，基层医疗机构较易把高血压转诊理解为直接转到大医院诊治。实际上，某些当地的高血压诊疗中心或心血管疾病诊治中心的医疗条件和技术水平完全能处置一些高血压急症的发作，高血压患者在病情急性发作时，也有乡镇卫生院或社区卫生服务中心抢救成功的案例。

对于高血压危象和心血管急症患者，可先转至县级医疗机构进行处理，以保证患者的安全。

高血压危象现场处理原则：降压是根本，去除病因是关键，保护心脑肾是目的。所以为患者急诊处理时，降压至关重要。

第二，转诊的时机。高血压患者转诊时要把握好时机，处理不好，容易耽误病情，迟迟不转也会错失治疗的最佳时期。具体转诊时机由转诊医疗机构的技术专家或领导决定。

第三，尽量保证途中处理不间断。患者经过现场处理病情相对稳定后，转诊途中要对其继续应用现场处理的药物。如果患者出现新的危及生命的情况，要有相应的处理措施，如怀疑冠心病心绞痛时，给予患者硝酸甘油含服，使患者保持稳定。还要注意患者的体位，如果怀疑发生脑卒中，要使患者平卧，头偏向一侧，保持镇静，送往最近的医疗机构；如果怀疑急性左心衰，让患者半卧位，可以含服硝酸甘油。

（2）常规患者转诊。重点是要指明转往上级医疗机构的具体科室，从而使接收科室给予最大的就诊保障，还要为患者讲明转诊的目的和需要解决的问题，帮助上级医疗机构对患者进行准确诊断，保护患者利益。

第三节　高血压分级管理与预防效果

一、高血压分级管理的主要方法

对高血压人群进行有效的分级管理，首先需要对有关高血压的人群进行一个初步的调查以及分析，掌握高血压人群的普遍情况。对高血压人群进行抽样，将实验分为两组，一组为研究组，一组为对照组。针对研究组的实验状况，对其抽样人群进行相应的分级管理。

（1）一级管理。针对这一级的患者，如果患者并不存在其他影响高血压的因素，可以对这一组的患者进行3个月一次的随访，然后针对每一次的随访进行记录，患者的血压和病情的变化都要详细记录，保障数据的准确性。

（2）二级管理。二级管理这一组的患者，存在一到两个其他的风险因素，针对这一级的患者，需要缩短随访的时间间隔，最好是2个月随访一次。并且对患者的血压变化以及病情的变化进行有效的记录，同时还要对患者的血压进行良好的检测，做到使患者的病情能够得到一定的控制，保障患者处于一种良好的状态之下。

（3）三级管理。患者抽样存在三个以上的风险因素，需要将随访的时间间隔再一次做出调整，最好将随访时间调整为1个月一次，并且要加强监测力度，实时了解患者血压以及病情的变化。同时，要对患者的血糖进行监测，严格按照标准对这一组的患者进行降压工作。并且要让患者按时吃药，对患者吃药之后的反应进行详细的分析以及记录，一旦患者出现不良反应，需要对患者进行及时的治疗。

二、高血压分级管理的特点与可行性

(一)高血压分级管理的特点

高血压的分级管理是社区医生对辖区内的高血压患者进行临床评估,并根据危险分层结果纳入不同的管理级别进行定期随访监测等管理。控制高血压可降低心血管疾病发生,因此,高血压患者的社区分级管理,在欧美等发达国家非常受重视。我国也从20世纪80年代开始首先在一些城市社区实行高血压系统管理,并在实践中不断完善,形成了较为规范的分级管理,逐步开始推广。此后,各地根据实际,在实践中不断完善分级管理。分级管理方案在各社区推广,其特点有:

1. 个性化

社区医生在对发现的高血压患者进行首次随访时,根据患者血压级别和其他危险因素情况,进行危险分层,完成高血压专项调查表,并制定个性化的随访管理方案,实行分级随访和管理,患者管理级别每年调整一次。遇病情突然恶化,出现相关并发症时,及时调整管理级别,按新级别进行管理,遇分层困难者,由上级医院专家会诊,确定管理级别,因为每个高血压患者的病情、危险因素、知识的知晓率并不相同,对治疗的敏感性也不相同,因此很难用同一种具体方式来进行综合管理,需要具体个性化的管理方式。这体现了现代健康管理思想,有利于了解患者病情的动态变化,及时根据血压控制及危险因素而进行的组间调转,体现出管理的个性化。分级管理个性化的特点符合高血压个体化防治的要求,能在高血压的社区管理中显示出优势。

2. 综合干预

针对低危患者进行一级管理,至少3个月随访1次,监测病情控制情况,予以健康教育和非药物干预,3~6月无效再进行药物治疗;针对中危患者进行二级管理,至少2个月随访1次,监测病情,以健康教育和用药指导为重点,针对性进行行为干预技能指导和规范用药指导;对高危患者至少每月随访一次,监测病情,重点加强规律降压治疗,评价药物疗效及副作用,提出靶器官损害的预警与评价及针对性的健康教育和行为干预技能指导。

高血压是多基因、多因素疾病，患者病情控制与规律治疗、不健康的生活方式的改善密切相关。生活方式的改善可以预防和控制高血压。不健康的生活方式是导致近年来高血压患病率上升的主要原因。我国高血压普遍存在知晓率低、治疗率低、控制率低的特征，高血压患者进行综合干预，可以提高患者治疗依从性、高血压控制率和高血压防治知识知晓率，并降低脑卒中、冠心病等并发症的发生率。

分级管理综合干预的内容包括：

（1）掌握血压动态情况，指导患者定期自我监测血压，或为患者测量和记录血压值。

（2）对患者现有的不良生活方式及危险因素，进行针对性的健康教育，提供健康处方，提高健康知识知晓水平，教会改变行为危险因素的技能。加强对高血压患者的行为指导，可有效改善病情，预防并发症的发生。在控制体重上，强调低热量饮食与体育活动紧密结合，帮助肥胖患者建立新的饮食计划，改变旧的饮食和购物习惯；在合理膳食上，发放盐勺，教育患者减少烹调用盐及含盐高的调料，做好限盐，目标每日钠盐摄入量6克以下；建议患者多吃蔬菜水果，减少膳食中脂肪的摄入；限制患者饮酒，男性每日酒精摄入量不超过30克，女性不超过15克；在戒烟上，对所有的高血压患者进行劝阻吸烟，必要时可建议专科门诊，予尼古丁替代疗法，促进成功戒烟；规律运动上，建议运动3~5次，每次30~45分钟，运动后的最快心率不超过（170—年龄）/分钟；对有精神压力和心理不平衡的患者，应帮助减轻精神压力和改变心态，使之正确对待自己、他人和社会。

（3）了解患者的药物使用情况，评价药物治疗效果。对治疗有效的患者，督促坚持服药。对于治疗效果不佳者，给予及时调整药物治疗方案，符合转诊条件的及时转向综合性医院。以上内容，涵盖了药物治疗与非药物干预的主要方面，不仅关注药物的作用，更注重危险因素的干预和环境的支持。

3. 连续性照顾

连续性照顾一般被认为是初级卫生保健的核心，是社区卫生服务最主要特征之一。分级管理是一种对患者的持续的、终身的管理。这符合高血压患病终身性的特点。社区医生对辖区发现的高血压患者，建立起高血压专项档案及管理随访卡，开展起监测血压、药物指导、非药物干预为主要内容的综合管理，每年对病情进行总体评估、对患者进行分组，不因患者血压控制至正常或病情的稳定而撤销管理，符合了高血压作为终身性疾病而需要持续管理的特点，体现了从以疾病为中心到以患者为中心提供医疗保健服务，是现代医学理念的重要表现。每个患者的疾病发展、变化过程，不但记录在档案里，也记录在社区医生的脑海中，体现了全科医学的精髓。这种连续的服务，也正是社区卫生服务质量提高的根本所在，是社区卫生服务能够发展、壮大的主要动力。

4. 不断完善

各地在实践中依据实际情况吸收先进做法和经验，调整某些规范要求，完善和丰富分级管理模式，以不断提升管理效果，因此分级管理是从实际出发，不断完善的。如《上海市心脑血管病防治工作手册》规定：重点组，每月进行一次随访管理；好转组，每3个月进行一次随访管理；稳定组，每6个月进行一次随访管理。《杭州市社区慢性非传染性疾病综合防治工作指南》规定：高危组每1月随访一次；中危组每2月随访一次；低危组每3月随访1次。

（二）高血压分级管理的可行性

社区卫生服务的蓬勃发展，是在社区实行高血压分级管理重要的可行性因素。发展社区卫生服务是构建新型城市卫生服务体系的基础。社区卫生服务在知识传播、高血压患者的检出和管理中能发挥举足轻重的作用。近十年来，政府十分重视社区卫生服务的发展，有步骤地建立健全以社区卫生服务中心和社区卫生服务站为主体的社区卫生服务网络。在大中城市，原则上按照3万～10万居民或按照街道办事处所辖范围规划设置1所社区卫生服务中心，并在人口相对密集的社区下设若干社区卫生服务站。中心（站）以全科医师为骨干，合理使用社区资源和适宜技术，以人的健康为中心、家庭为单位、社区为范围、需求为导向，以妇女、儿童、老年人、慢性病人、残疾人、贫困居民等为服务重点，提供六位一体的，有效、经济、方便、综合、连续的基层卫生服务。通过社区卫生服务的持续开展，社区居民逐渐熟悉并认可了社区卫生服务，对接受高血压等慢性病的随访管理有较强的意愿，进而能够主动接受管理。同时医保的覆盖率不断扩大，为了支持社区卫生服务的发展，杭州市规定在社区中心（站）就诊的参保患者的医药费自付比例明显低于在综合医院就诊者，促使了部分需要长期服药的高血压等慢性病患者选择社区卫生服务机构进行诊疗，进一步了解到社区卫生服务的特点，主动接受管理。目前分级管理对象以老年人为主。老年人长期患病在家，时间充裕，希望得到系统的专业的管理。他们可以随时到社区卫生服务中心（站）测量血压、配药、接受健康教育，社区医生也较方便管理他们，使规律随访显得比较容易。

社区卫生服务的深入开展，又促使了社区卫生服务中心（站）内涵、机制的不断深化和完善：

第一，社区医务人员的素质提高。原有社区医生经过2年业余的岗位培训，转型为全科医生；医学院校本科以上学历毕业生开始进入社区，并参加规范化全科医师培训，选送至综合性医院进修；卫生行政部门不断举办慢性病管理等各类培训班，提高社区医生业务能力。

第二，内部管理机制的不断完善。近年来杭州的社区卫生服务中心纷纷实行责任医师（全科）团队运行模式。例如浙大御跸社区卫生服务站组建全科团队进行慢性病管理，使高血压、糖尿病等的管理更规范、有序和有效；各中心也制定完善绩效考核方案，落实了责任，进一步增强了医务人员的服务意愿。

第三，提高信息化水平。社区卫生服务信息系统，可以通过计算机系统的实时监控，准确判别患者所处的管理级别，安排随访计划，提醒随访时间，使责任医师的慢病管理工作更富效率。

第四，确定了技术指导医院。大部分社区卫生服务中心背后均有一家省市级综合性医院作为技术支撑。双方在双向转诊、业务培训、疑难病会诊等方面合作交流。社区解决不了的疑难病症可及时转入综合医院，居民也可在家门口享受到专家的服务，责任医师也可实时接收到专家的技术指导。

综上，内涵、机制的深化和完善又将会促进高血压分级管理等工作持续、健康、有序地进行。

三、高血压分级管理的预防效果

（1）提升患者正确的高血压疾病意识。要想对高血压进行有效的预防，首先为患者树立正确的高血压疾病意识，这样才能够让患者真正地了解高血压这一疾病，对高血压进行高度重视。可以通过在社区构建一个由专业医师组成的健康教育团体，这个团体的主要作用就是定期地在社区进行有关高血压的讲座。这样能够定期地对高血压患者普及相关的知识，帮助高血压患者解决生活中存在的问题，及时地为其提供有效的解决方案，减少高血压对患者生活的不良影响。要想更快捷地普及到更多的人，可以采取讲座的形式对患者进行医学教育，让患者掌握科学有效的预防方法。

（2）设立高血压预防站点。同时还可以设立一个预防高血压的站点，这样能够更好地实现医生与患者之间的面对面交流。这种方式改变了传统的教育模式，能够使患者更加积极地参与其中，也能够使得患者更好地配合医生的治疗。只有患者拥有了科学的知识，以及必备的一些急救技能，这样才能减轻突发状况对患者带来的危害，也才可以更好地使患者投入到正常的生活当中。

（3）对高血压患者治疗进行分级管理。现阶段，高血压是我国常见的一种心血管疾病之一，由于患病人数太多，因此需要引起社会的广泛关注。而高血压的分级管理能够很好地将这个问题进行解决，使得高血压得到很好的控制。高血压的分级管理主要就是在高血压早期，对高血压这一病情进行干预，并且提前对病情进行控制。并且要对每一级的患者根据实际状况进行管理，也就是对患者的血压变化以及病情变化进行实时的记录，尽可能地使患者的血压保持在良好的状态之下。

（4）管理效率的提高。责任医师对患者的规范管理率逐年提高，随访方式由上门服务逐步向门诊和电话方式转变。这使责任医师花在随访管理的时间上逐渐减少，显示了更多的患者熟悉并认可了社区责任医师的服务管理，加上医保政策向社区倾斜，社区就诊率明显提高，使许多随访管理工作在门诊能够完成；同时随访管理也使更多患者具备了一定的自我管理能力，能自我检测血压，主动采取健康行为，因此对这些患者仅需定期电话随访即可。管理效率的提高，是分级管理取得的效果转化。随着社区卫生服务的深入，更多的高血压患者将被检出与管理，效率的提高使社区责任医师有能力扩大管理面。

（5）控制患者合理饮食控制高血压病情。在对高血压的预防方面，医护人员需要叮嘱患者尽可能地少吃油炸食品，尤其是含有动物脂肪以及胆固醇很高的食物。同时要求患者对主食的量进行控制，让患者在进食方面得到改善。可以让患者吃一些蔬菜和水果以及豆制品。

（6）不良生活方式得到改善。戒烟和减少饮酒可使血压显著降低；体重减轻10%，收缩压可降低6.6mmHg；钠盐摄入每天应少于2.4g（氯化钠6g）；适度体力活动可使血压下降达11/6mmHg。一方面是因为患者管理前吸烟、饮酒率并不高，可能与部分患者在管理前即在综合性医院进行间断性治疗及自我管理，戒除了某些吸烟饮酒等不良习惯有关；另一方面吸烟等不良生活方式的改变也是一个需要长期干预的过程，单靠健康教育手段并不完全有效，还需借助一些特殊的方法。

（7）促进患者适量运动提升高血压预防控制效果。最后要求患者进行有效的运动，良好的锻炼能够帮助血压恢复到良好的状态，例如打太极等，叮嘱患者要按时吃药，这样才能出现良好的效果。高血压的分级管理及预防措施能够更好地降低患者高血压对其的影响，使其恢复正常生活。

（8）实时效果监测。针对对照组，首先要对对照组的患者进行全面的检查，包括患者的病史、有无其他的疾病以及有无其他的用药史。通过对患者的具体情况进行全面的掌握，能够更好地参照患者的实际状况进行用药。对研究组以及对照组的患者都进行时长为一年的随访。然后根据实际呈现出来的结果进行一定的标准判定。首先是显效，譬如在随访的一年的时间里面，有超过9个月的时间血压维持在一种相对良好的状态之下，这种状态就属于显效；其次是有效，在随访的一年当中，患者有6个月到9个月的时间血压维持在良好的状态之下，这个状态叫作有效；最后是无效，这个状态之下的患者在为期一年的随访当中，有6个月以下的时间血压维持在良好的状态之下。这种状态说明质量以及管理并没有显著的作用。通过对三个状态之下的患者进行相应的统计，能够很好地观察分级管理的效果。

时代不断地进步，现在人们的生活水平在不断地提高，因此人们对于健康问题也更加关注。高血压是一种多发疾病，并且会使得患者的一些器官受到影响，从而严重影响到患者的正常生活。因此要对高血压进行有效的控制。针对高血压的治疗，分级管理以及实施有效的预防措施十分重要，分级管理能够让患者在最佳治疗时间进行治疗，避免拖拉导致更加严重的问题，同时预防措施能够让患者自身具备一定的科学的控制方法，更好地避免高血压对其造成的危害。

第四章 中国县域医共体模式实践

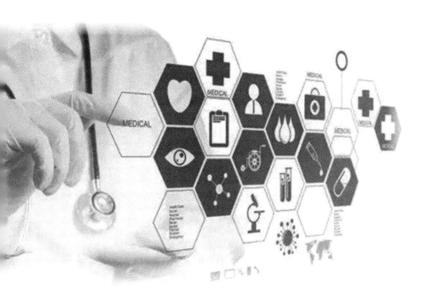

通过构建县域医共体，可以加强信息资源共享，辅以医保政策引导，从而降低就医成本，有效缓解居民就医负担。本章将探讨中国县域医共体实施现状、中国县域医共体实施成果。

第一节　中国县域医共体实施现状

健康是一种人力资本。在健康资本需求模型中，假设每个人出生时皆获得一定的健康存量，这个健康存量会随着折旧而减少，但可通过投资来增加健康存量。同时健康具有双重属性：一方面，健康是一种消费品，人们消费医疗品可以感到更加舒适，使消费者获得满足；另一方面，健康是一种投资品，它决定市场活动和非市场活动可利用的时间，并影响生存时间。

作为健康的衡量指标之一，健康天数由健康存量决定，个人的健康存量受卫生服务、饮食、锻炼、环境、收入以及休闲时间等多种要素的投入量影响。个人健康状况会受到教育、卫生服务价格、医疗保险等多种要素影响。

作为医共体建设的四大模式之一，目前我国医共体形式发展势头较好，受到多地的支持和推广，其中以山西省、安徽省天长市、福建省尤溪县为典型代表。各地以建设县域医疗共同体为工作重点，优化整合医疗资源，加快形成分级诊疗格局，从"县级医院强"进一步发展到"县域医疗强"取得显著效果。省市联动、县乡一体的整合型医疗服务体系让群众在家门口就能看得上病、看得好病，最终降低农村的医疗服务价格水平，提高农村医疗需求[1]。

基层卫生是我国卫生健康工作的重点，农村卫生是基层卫生的核心和实现乡村振兴战略的关键内容，经过多年的努力，农村卫生工作有了很大的发展，对保障农民看病就医的基本需求和提高农民健康水平起到了重要

---

[1] 江蒙喜. 县域医共体改革发展效果的评价指标体系构建——基于浙江省德清县的案例研究 [J]. 卫生经济研究，2018(12)：11-13.

作用。结合健康需求理论，可以发现，我国医共体形式通过以下方面产生影响：

第一，医疗服务价格显著影响农村居民医疗消费行为。医疗服务的价格提高后，消费者的健康需求量与医疗需求量都会随之降低。地区医疗价格水平的对数每增加一个单位，该地区居民的患病就医率就会减少。医疗服务对于我国基层居民来说既是必需品，也是奢侈品，这就容易造成农村居民医疗需求不足的困境，最终会影响我国农村居民健康存量的积累和整体素质的提高。我国医共体形式通过县乡一体化管理实现就近就医，从患者及其家人等相关者寻找、接受、实现医疗服务的整个过程来看，都可有效降低居民用于治疗疾病、改善健康状况方面的费用，提升其医疗需求，从而增加健康存量。医共体模式使居民在接受医疗服务方面的经济压力减小，由此，对于改善我国农民因病致贫、因病返贫的现象也具有一定意义。

第二，就近就医从时间、空间两个维度减少居民就医过程中不必要的损耗，从健康需求理论来看，其患病时间相对减少，在有限的时间内，可用来工作以及消费其他物品的时间增多，为其追求闲暇时间和收入的最大化提供条件。这样的影响机制是与我国居民追求美好生活以及实现个人与社会的发展目标相契合的，尤其对于农村卫生而言，医共体形式的推进可在一定程度上保护农村生产力、振兴农村经济、维护农村社会发展和稳定的大局。

此外，影响健康的因素是多方面的。个体的就医行为除受价格等客观因素影响之外，在相当大的程度上由其主观因素决定。居民健康水平并非必然随着卫生服务利用的增加而提高，个体健康意识和行为的转变是整体健康水平提高的基础和前提。近年来，我国广大农村地区的经济快速发展，生活条件大大改善；然而与之相应的健康管理水平和居民疾病认知却没有相应提升。在县域医共体推行的过程中，多地重视居民健康管理工作，通过宣传日、义诊等方式开展健康教育、慢病管理等工作，对乡镇卫生院和村卫生室进行培训，指导其做好基层群众的健康管理工作。因此，医共体形式对于从主观因素上改变居民的就医行为，加大健康投资，从而增加健康存量具有重要作用。

第三，医共体形式通过改革，打通县乡医疗机构人、财、物等要素流动的渠道，打破医务人员的编制、岗位、身份等藩篱，激活职称评审、内部考核、绩效分配等内部机制，将原本分散的资源整合起来，提升基层医疗水平和公共卫生水平，为保障居民获得高质量医疗健康服务提供条件，群众满意度显著提高。目前农村卫生依然是我国卫生健康工作最为薄弱的环节，但村卫生室普遍存在硬件设施建设不足、医疗服务能力薄弱、医务人员激励乏力、队伍不稳定等突出问题，不能有效满足基层群众就近看病就医的需求。推动县域医疗卫生资源重组、体系重构、机制重建和服务重塑，让原先"各自为政"的县乡医疗机构，逐步成为"一家人"，人员使用"一盘棋"，财务管理"一本账"。医共体的人员统筹使用，所有人员实现合理轮岗、有序流动、统筹使用，破解基层医疗机构面临的医务人员招不进、留不住的难题。改变原先群众看病总往县医院跑的现状，提升基层医疗能力。

县域和基层始终是深化医改的重点，通过构建县域医共体，加强信息资源共享，辅以医保政策引导，从而降低就医成本，有效缓解居民就医负担，提升其对健康生产的需求和投入，增加健康存量。医共体建设任重道远，要努力推动医疗资源整合和医保政策完善，构建完善的疾病防范体系，提升服务质量和工作效率，实现促进人类健康的目标。

第二节　中国县域医共体实施成果

我国浙江省试行县域医共体建设试点，推动医共体医疗资源有效整合，创新县域医共体管理体制，统筹推进医疗、医保、医药"三位一体"改革，强化县域医共体医疗服务能力建设。

区域医共体试点医院内部影像、检验、心电诊断等共享服务中心的建立和检查结果的互认，使广大患者避免了二次检查，节约了医疗成本。共享平台的建设使得基层医疗机构的门诊量、住院量得到了大幅提升，提升了资源的有效利用率。

如何进一步平衡医共体内部存在的利益共享、投入和回报分配等问题，将会影响不同层级医疗机构在提供服务方面的积极性。明确医共体总院和各分院单位的功能定位，重点强化乡镇卫生院（社区卫生服务中心）全科、康复、老年病、慢性病以及中医特色服务等功能。

分级诊疗和双向转诊是优化我国当前医疗体系的重要路径，区县域医共体试点医院通过优化配置医共体内所有床位、设备、号源等资源，实行药品、耗材和设备等统一集中采购。通过制定基层医疗机构首诊疾病目录、县域内就诊疾病目录，出台县域内转诊疾病目录和县域外转诊目录；通过建立门诊、住院双向转诊服务平台，推动基层首诊、双向转诊、急慢分治和上下联动的诊疗模式的建立。但基层医疗机构医疗质量和技术水平较弱以及药品选择面较少，无法满足患者需求。更为严重的是，医共体总院出于自身经济利益的考虑，不愿将患者下转基层医院，导致医共体内尚未形成有效转诊机制，以单向上转为主。优质号源的提前开放进一步规范了转诊程序，畅通了转诊通道，构建了县域医共体试点医院内部有序、连续、系统的医疗服务模式，有效缓解了基层群众就医困难的问题[①]。

（1）成立领导小组，实现管理同质化。为确保各项工作落实到位，成立了医共体工作领导小组及医共体理事会，负责医共体各单位的指导、督促、考核、评价等工作。医共体内设立了宣传组、信息化组、后勤保障组、财务保障组、医保农合联络组、人力资源调配组、基层医院业务提升组、城乡居民家庭签约服务组和督查组等工作小组，统一制作服务流程、标识标牌，实现了管理同质化和管理水平的提高。

（2）建立"互联网＋健康"运行模式，促进优质资源下沉。医共体实际上是"四位一体"的区域医疗共同体，分别是服务共同体、责任共同体、利益共同体和管理共同体，旨在推动县级优质医疗资源下沉到基层，促进基层服务能力进一步提升。服务共同体是指将县、乡、村三级医疗资源整合联系起来，整体提高县域医疗资源的配置和使用效率，同步提高县乡医疗服务能力，减少住院患者外流，实现"小病不出村、大病不出县"的医改目标。责任共同体明确了医共体成员单位的功能定位和业务范围，即市医院主要提供区域内急危重症和疑难杂症的远程诊疗和转诊服务，乡镇卫生院主要承担常见病、多发病的诊疗。

医院以"互联网＋健康"为抓手，加大向基层投放远程设备的力度，增加了心电网络远程会诊中心、区域检验中心、区域影像中心等，成立了远

① 申丽君，黄成凤，李乐乐，等. 县域医共体模式的探索与实践——以安徽省天长市为例 [J]. 卫生经济研究，2018（12）：7–11.

程慢病管理中心和远程血糖管理中心，发挥远程医疗作用，"让技术多跑路、患者少跑路"，促进医疗资源纵向流动，使患者在家门口就能享受到省级医院的诊疗服务。

（3）建立中心，实现互联互通。为进一步实现成员单位间信息整合与共享，促进医疗资源纵向流动，提升基层医院诊疗服务能力，可以建立心电网络远程会诊中心、远程血糖管理中心、远程会诊中心、远程影像中心、远程后勤保障中心，真正实现区域资源百姓共享、区域信息互通互联、区域医疗服务同质，逐渐提升群众就医满意度和获得感。

心电网络远程会诊中心。心电图诊断专家24小时在线，随时为上传的心电图进行分析诊断，几分钟诊断结果即可反馈给基层医生，并通过微信、电话等方式反馈给受检者，指导异地患者正确处理突发事件，为院外医疗保健提供有利便捷服务，合理有效地发挥医学专家的作用，使患者不出户就可享受到医疗专家高水平、高质量的服务。通过远程心电监护，还可实时监测发现各种心律失常，及时报告临床医生，指导患者药物治疗，降低死亡率。

远程血糖管理中心。该中心可以为患者提供规范化治疗、糖尿病饮食和运动指导、建立电子档案、实时远程会诊等一系列服务。

远程会诊中心。远程会诊中心下级医院医务人员可以通过远程会诊系统与上级医院专家取得联系，将患者病历信息、实验室检查结果及影像资料等信息完整呈现，双方共同讨论患者病情，制定出最佳治疗方案。

远程影像中心。实时为基层医疗机构上传的影像进行分析、审核、出具报告，为基层影像诊断工作及技术发展提供助力。

区域后勤保障中心、消毒供应中心和集中配送中心。该三大中心统一了卫生院的检查、检验等目录，及时为成员单位提供设备设施维修和保养服务，为基层单位提供手术器械等的灭菌及配送服务，实现后勤保障科学化。

应该有效整合慢性病管理平台、远程血压管理平台、内分泌科医疗资源、远程血糖管理中心、远程血压管理平台中心。该中心通过采集动态数据，为患者建立个人专属的健康档案，对患者病情进行科学评估、分析，并提出建议，及时干预病情变化，调整管理方案，上下联动，随时动态管理，使患者足不出户即可得到指导，足不出村即可得到治疗。

（4）加大师资投入，打破"两极分化"。医共体推行之前，一些医院"人满为患"，而乡镇卫生院"门可罗雀"，这种"两极分化"现象导致市医院的医护人员任务过于繁重，而基层医疗资源严重浪费。在医共体模式下，成员单位可以协同发展。为了让乡镇卫生院接得住上级医院转诊来的患者，促使村医、乡镇卫生院医生与市医院的带教医生结成师徒关系，市医院实施了"师带徒""科对科帮扶"及基层医师培训计划，组织市医院的医生下沉到基层卫生院义诊、带教、帮扶等，在加强对乡镇卫生院技术指导的同时，提升乡镇卫生院的医疗服务水平。

为激励市医院的医生下到乡镇卫生院去带教、出诊，除了医院正常发放工资外，还可以将外出带教工作纳入绩效考核范畴之内，根据工作量及专业职称给予相应补贴。

第五章 县域医共体模式下的高血压分级管理研究

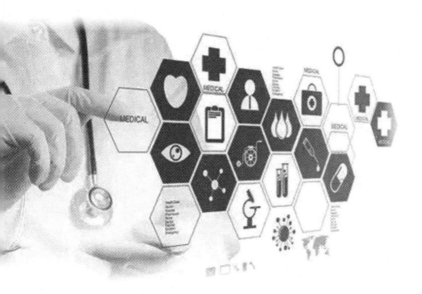

由于日常的血压控制水平对预后的影响至关重要，采取积极有效的防治管理措施可有效控制血压，明显减少心脑血管事件，提高生活质量，因此开展高血压的规范化管理极为重要。本章对凉山县域医共体模式下的高血压分级管理可行性、凉山县域医共体模式下的医务人员职责与培训、凉山县域医共体模式下的高血压达标中心建设进行论述。

第一节　凉山县域医共体模式下的高血压分级管理可行性

一、医共体模式的作用

(一)对高血压管理延续性的影响

高血压是长期甚至是终身的，管理的延续性在高血压管理中尤为重要。医共体可实现在县级医院与社区之间构建"小病在社区、大病在医院、康复回社区"的医疗格局，同时，医疗数据大时代的今天，互联网技术发展势头迅猛，未来也可实现对一定辖区居民的信息覆盖，形成医院与社区之间的资源、信息以及医学技术上的共享格局，确保上下级医疗机构以及高血压患者就诊信息的无缝对接，为医共体模式下管理高血压延续性提供了政策及技术平台的支持[①]。

(二)对高血压患者的双向分级转诊作用

医共体模式下的分级诊疗是高血压及其并发症处理的重要环节，对社区的高血压患者形成了管理闭环，患者在高血压管理期间出现严重心脑血管并发症，能通过绿色通道转诊及时到上级的医院进行专科诊治，疑难重症也得到上级医院专家的高水平会诊及治疗。同时，在高血压患者的转诊中也可以提升社区医生的诊断及治疗水平。

---

① 罗伊凡，张婷，王晨，等. 医共体模式下高血压管理现况及分析[J]. 社区医学杂志，2020，18(14)：1039–1042.

(三) 对高血压的防治及管理成效

对于高血压的管理，医共体中的基层医疗机构是主战场，主要从三级预防出发，加强对公众的健康教育和高血压的社区防治，控制危险因素如糖尿病、吸烟、饮酒、肥胖等相关危险因素，提高居民高血压的知晓率、治疗率和控制率。通过医院与社区联合规范化管理高血压患者，其高血压知晓率、治疗率、控制率、达标率均明显提高，与设置的非医共体平台管理对照比较，差异均有统计意义；同时血糖、总胆固醇、低密度脂蛋白、胆固醇等高血压高危因素控制也优于对照组，患者在按时服药、低盐低脂饮食及合理运动生活方式方面优于管理前，差异有统计学意义；且能早期及时诊断治疗高血压并发冠状动脉粥样硬化性心脏病、糖尿病、心力衰竭、颈动脉狭窄等患者，在接受管理后高血压并发症检出率增加，因而能及时进行转诊治疗，能有效减少心脑血管不良事件发生，有助于改善其预后。

医共体管理机构应积极推进分级诊疗转诊标准的制订，明确并强化转诊标准的贯彻落实，开辟医共体双向转诊绿色通道，对基层医疗人员进行转诊标准培训，正确把握转诊指征，切实做到"小病在社区、大病在医院"。开展家庭医生签约服务，更利于高血压患者的个体化连续性管理，同时医患熟悉性能增进患者对医务人员的信任感，从而提高患者的依从性。

医共体管理机构应充分利用医疗集群化、管理一体化、信息互通化的优势，加强信息平台建设，形成分级诊疗信息体系。建设以基层卫生信息系统为县域医疗业务协同的网络载体，既满足基层医疗机构与县级综合医院之间信息共享，又支撑医疗业务协同发展，以此可以实现高血压管理上下级医疗机构的数据交互，完善患者的管理情况及诊疗信息记录，提高医共体内信息共享的程度，减少医疗资源浪费，提高医疗服务的效率。

加强基层医疗机构、社区对公众的健康常识教育，利用大数据管理平台及网络媒体平台对高血压患者进行个体化指导，做好相应的高血压患者日常情况信息收集并进行分析，实现个体化管理，同时要与上级医院开展交流，确保高血压管理目标的一致性。

医共体模式对于高血压等慢病管理具有治疗延续性、管理动态化、双向转诊快等优势，在高血压防治过程中取得了一定成效。但医共体下的基层医疗尚存在服务能力不足、转诊标准不清、信息互通不足、管理时程不长等问题。此外，公众的健康管理意识不强，对医共体分级诊疗模式尚不清楚。因此，相关管理机构应针对上述问题进行改进，充分利用医共体的组织管理一体化等优势在高血压等慢病管理中发挥更大作用。

二、"两慢病"的分级诊疗模式

以高血压、糖尿病为突破口，依托县域医共体和城市医联体，综合推进医保支付和基层补偿机制改革等配套措施，建立起医防融合、连续服务和分级诊疗协同机制，引导"两慢病"患者到基层就诊和管理。

确定了"两慢病"的分级诊疗模式，明确基层医疗卫生机构和二级及以上医院的功能定位和职责任务，确保两者之间能够进行有效衔接。加强签约和服务，完善全专融合团队。宣传动员"两慢病"患者参与签约和分级诊疗服务，将公共卫生服务与日常医疗服务相结合，以患者为中心，按照签约服务内容，由全科医生作为慢病患者全周期健康管理的负责人和协调人，与专科医师、其他相关人员共同为患者提供综合、连续、动态的健康管理、疾病诊疗等服务[1]。

全周期健康管理。按照国家基本公共卫生服务规范的要求，参考《国家基层高血压防治管理指南》《国家基层糖尿病防治管理指南》，由全科医生和专科医师制订适宜的治疗和管理方案，确定治疗管理目标。团队成员提供药物治疗、生活方式干预和健康宣教等服务。中医负责"治未病"和对高危人群进行调理。在"两慢病"的管理过程中，要强化患者自身的健康责任意识体现，患者本人要负责参与治疗和管理方案，进行自我管理。除了医疗卫生机构以外，改革很重要的内容就是配套政策的支持，例如完善和落实医保政策，强化绩效评价和基层补偿机制等。同时，加强卫生信息化保障也是改革的重要内容之一。

开展县域医共体下的"两慢病"分级诊疗改革，能够体现"以健康为中心"的发展理念，它是建立分级诊疗制度的突破口，能够促进"三医联动"改革和医共体建设的深化，有利于做实做细基层签约、基本公卫等工作，有

---

[1] 余振球. 中国高血压分级诊疗指南 [M]. 北京：科学出版社，2017.

力地推进信息化建设。按照医共体"一家人、一本账、一盘棋"的要求，改革通过外部政策支撑、内部机制建立和服务理念转变，实现多方共赢。同时，改革也面临难点。一方面就是建立分级诊疗的闭环，这需要基层医疗卫生机构、二级及以上医院严格遵守分级诊疗的规定，功能定位再明确，职责任务再落实，不同医疗机构之间的医疗服务更连续，分工合作更紧密。另一方面，就是落实全周期健康管理，这需要强化医防融合的服务模式，激活共建共享的健康管理。此外，改革还需要部门协同推进，需要完善"两慢病"门诊用药保障机制，长处方、差异化报销政策、总额预算管理；需要完善绩效评价和基层补偿机制，纳入考核、结果为导向确定评价指标；同时要加强卫生信息化保障，进行平台的互联互通，实现对人员、信息、资源的一致性评价[1]。

三、凉山县域医共体的建立

通过凉山县域医共体的建立，对辖区内高血压患者的健康宣教，改变患者的饮食结构、依从性，充分发挥各级医院服务功能，指导患者合理就医和规范治疗，使患者血压达到控制目标，建立有效的高血压管理模式，最大限度地降低心脑血管疾病等并发症的发病率及死亡率。

随着我国分级诊疗制度的落地，各种慢性病的管理出现了新的模式，如以慢性病防治为切入点，建立分级诊疗制度，引导群众科学有序就医，强化对慢性病诊治的规范管理。对高血压患者开展有针对性的健康教育可改变其生活方式，增加对药物治疗依从性，有助于控制血压，提高患者生活质量，减少高血压相关的并发症和死亡率。

通过对数据库文献查询，基层医院应对高血压患者的区域协同救治体系和高效快捷的规范化救治流程的研究少，尤其是凉山地区尚属空白，我们在该领域进行本地区首次探索具有极大的医学意义和社会影响力。

在凉山地区构建有效的高血压分级诊治模式是结合国家医改政策，结合本地区的县域医共体的实情进行本土化研究。依托县域医共体的建设，通过高血压的分级诊疗，能够优化医疗资源的使用，提高凉山地区县域医疗资

---

① 孙梦．县域医共体下的"两慢病"分级诊疗改革 [J].中国卫生，2020（10）：36.

源的利用率，改善高血压患者的饮食结构，高血压患者合理用药，减少高血压并发症的发生。

（1）对医共体内部成员工作职责划分：①乡卫生院、村医务室：主要接诊病情稳定的一般门诊患者、住院患者以及与技术水平、设施设备条件相适应的患者。②中心卫生院、社区卫生服务中心：主要接诊病情较重的急慢性患者、血压控制有较大难度、病情较复杂或有高血压并发症的患者，和上级医院诊治后病情平稳患者的下转接受工作。③县级医院：主要接诊病情危重、有严重的并发症和合并症、处理方法复杂的病人；并对县域内无法救治的患者进行向上转诊。

（2）对医共体专业知识培训及辖区内人民群众培训。在医共体中的三级医院对其下的医院进行专业知识培训、定期考核。同时医共体对辖区内人民群众进行培训，增加其对高血压疾病的认识，了解其并发症，从而提高患者的依从性。

（3）形成医共体模式下的高血压分级诊治模式，并在全省县域医共体中推广。技术路线如图5-1所示。

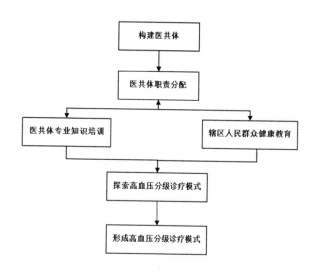

图5-1　技术路线

（4）计划进度及阶段目标。2021年1~6月验证高血压分级诊治的管理模式的可行性；2021年7~12月形成适合本地区的高血压分级诊疗模式。

（5）预期目标、成果应用前景、社会效益。通过建设县域医共体，构建针对高血压的有效分级诊疗模式，在凉山地区开展有效的高血压分级诊疗模式，充分发挥各级医院服务功能，指导患者合理就医和规范治疗，使患者血压达到控制目标，降低心脑血管疾病等并发症的发病率及死亡率。

第二节　凉山县域医共体模式下的医务人员职责与培训

一、凉山县域医共体模式下的医务人员职责

(一) 高血压达标中心专家委员会职责

（1）每季度定期召开专家委员会会议，总结分析上季度的工作情况，对医疗环节提出针对性改进措施。

（2）制定与达标中心"关键要素"有关的战略规则及财政预算。

（3）制定高血压规范诊治流程，并在实际工作中不断优化、调整流程。

（4）审核、制定达标基地各类培训资料，制定相应培训方案，定期对培训效果进行跟踪、反馈、修改。

（5）建立考核评估制度，定期进行评估并修改工作流程。

(二) 高血压达标中心主要岗位设置及职责

1. 主任 / 医疗主任的工作职责

（1）全面负责基地的技术工作和管理，直接对专家委员会负责。

（2）主持制定本基地高血压诊疗发展战略和计划。

（3）负责技术队伍建设和管理。

（4）加强与各学科合作，提供技术支持。

（5）指导制定并组织实施示范基地的工作流程、目标和计划。

（6）定期进行技术分析和质量分析工作，制定预防和纠正措施。

2. 组长的工作职责

（1）负责高血压专病门诊和高血压病房的医疗工作计划制定。

（2）负责高血压规范化诊疗的具体实施，并定期向高血压达标中心主任

汇报。

（3）负责中心院内和院间的培训计划及培训课程的制定和实施。

（4）参加定期举行的质量分析例会及联合例会，并提出整改意见。

3. 委员会成员的工作职责

（1）协助组长按照诊疗规范进行高血压门诊和病房的日常工作。

（2）负责在诊治高血压患者的同时，收集患者信息。

（3）协助数据库管理员填报高血压病例数据，并定期向组长汇报。

（4）协助组长进行院内和院间的各项培训工作。

（5）负责社区群众的高血压健康教育。

（6）参加定期举行的基地例会。

4. 秘书的工作职责

（1）配合医疗主任做好日常管理及主要科室之间，牵头医院和卫星医院间的协调工作。

（2）负责联合例会的组织工作，对会议讨论的重大问题组织调研并提出报告。根据工作计划和目标责任指标，定期组织检查落实情况，及时向委员会和其他科室反馈信息。

（3）参与制定与达标中心"关键要素"有关的战略规划及财政预算。

（4）参与制定并组织实施达标中心的工作流程、目标和计划。

（5）定期进行技术分析和质量分析工作，并将相关情况汇总留档。

二、凉山县域医共体模式下的医务人员培训

西昌市人民医院高血压达标中心培训计划为加强高血压规范化救治，提高高血压的知晓率、治疗率和控制率，更好地为患者服务，高血压达标中心结合医院实际情况，现制定西昌市人民医院医务人员培训计划如下：

（1）培训要求。熟练掌握高血压患者的筛查、高血压的诊断标准、难治性高血压的鉴别诊断、高血压急症的处理、高血压的并发症、危险分层、治疗目标、药物治疗原则和流程以及各种药物的药理机制和禁忌证。

（2）培训对象。医院领导、医疗管理、行政管理人员、高血压达标中心专家委员会成员、核心科室专业医务人员。

第三节　凉山县域医共体模式下的高血压达标中心建设

一、西昌市人民医院的地区优势

西昌市人民医院坐落于西昌市顺河路169号，是凉山州县级医院中仅有的"国家三级甲等综合医院"。医院经过大半个世纪的发展，如今已建成一院三区规模（院本部、海河院区、医养院区）。目前，医院建筑面积约7.7万平方米，总资产6.5亿元，编制床位1000张；设有临床科室24个，医技科室10个，职能科室25个，门诊部18个科室；现有职工1000余人，其中高级90余人，硕士研究生22人，博士研究生1人；有四川省名中医1人，四川省学术和技术带头人1人，凉山州学术和技术带头人后备人选7人，国家级专委会委员5人，省级专委会委员42人，州级专委会委员63人。医院现有PET-CT、数字减影血管造影X线机（DSA）、磁共振机、四维彩超等先进医疗设备，医疗设备总数1500余台（件），总价值超3亿元，其中50万以上设备100余台。

医院通过加强人才培养和学科建设，实施"精准、微创、介入"和多学科中心化建设发展战略，建成了一大批极具影响力的临床专业。其中骨科为四川省甲级重点专科，急诊科为四川省甲级重点专科（立项在建），儿科、消化内科、泌尿外科、眼科为凉山州重点专科。已建成中国标准版胸痛中心、心衰中心、综合卒中中心、健康管理学科建设与科技创新中心、呼吸与危重症医学科（PCCM）规范化建设等五个国家级认证的中心，是四川省新生儿听力障碍诊治中心凉山州分中心、西昌市危重孕产妇救治中心和危重新生儿救治中心，是首都医科大学宣武医院疼痛诊疗中心合作单位——凉山州首家疼痛诊疗中心示范基地。与上海交通大学医学院、四川大学华西医院、深圳大学附属医院（深圳市第二人民医院）、四川省人民医院等国内多家大型三甲医院建立深度合作关系，并与相关学科建立了专科联盟21个。目前，西昌市人民医院是红十字医院、爱婴医院、四川省数字化医院，是四川省全科医学临床培训基地、四川省护士规范化培训基地、四川省贫困地区儿童保健项目培训基地。医疗服务辐射凉山州下辖1市16县及州外的周边县市，是全国首批300家县级医院综合服务能力达标医院之一。

二、西昌市人民医院的合作组织

西昌市人民医院与四家卫星医院签订合作协议，分别为：西昌市安宁中心卫生院、西昌市北城社区卫生服务中心、西昌市西城社区卫生服务中心、西昌市长宁社区卫生服务中心。

协议内容如下：

甲方：西昌市人民医院

乙方：西昌市××社区卫生服务中心

（一）为规范高血压的诊治和管理，提高高血压的知晓率、治疗率和控制率，最大限度地降低心血管发病和死亡的总体危险。根据有关法律、法规的规定，甲乙双方在平等、自愿原则的基础上，经充分协商达成如下协议，共同信守。

（二）本协议自签订之日起生效，乙方成为甲方的战略合作医院，双方合作期限为五年，五年后根据合作情况再行续签、修订或终止协议。

（三）甲方责任

1. 负责为乙方转诊的高血压患者（包括难治性高血压和高血压急症患者）提供最恰当的医疗支持。

1.1. 甲方依据本医院高血压处理流程，负责完成乙方申请的会诊。

1.2. 甲方依据本医院高血压转诊流程，给予乙方充分的协助和指导。

1.3. 甲乙双方在经院前会诊后明确需转运至甲方接受进一步治疗时，甲方负责协调甲方院内资源，尽快完成患者的接诊、分诊及后续治疗流程，不得以任何理由推诿、延误乙方送达的高血压病人；基地将通过整合医疗资源，统一诊疗规范的方式提高高血压的诊治水平，为高血压患者提供规范、及时、有效的治疗途径及方案，提高高血压的知晓率、治疗率和控制率，以期达到改善预后和减少医疗费用支出的目的。

1.4. 对乙方转诊后需随访复诊的患者，甲方有责任为其制定合理的随访方案，在乙方有条件的情况下，转至乙方医疗机构进行随访及后续治疗。

1.5. 甲方有义务向乙方公开高血压达标中心的建设情况、相关设施及高血压患者的管理情况，以便乙方确认甲方具有接诊能力。

2. 负责定期为乙方医务人员提供高血压基础知识、诊治流程、转诊流程，以及最新进展、指南更新等相关培训。

2.1. 甲方负责在签署协议后半个月之内为乙方医务人员提供高血压诊疗流程、转诊流程的培训。

2.2. 甲方原则上每6个月至1年为乙方医务人员提供以上知识培训并根据乙方的需求适时安排及调整培训内容。

2.3. 甲方为乙方提供医务人员培训、进修和科研工作等方面的便利条件，甲方需根据进修人员条件协调安排。

3. 负责定期为乙方周围社区或城乡居民提供高血压疾病知识普及和教育。

3.1. 甲方原则上需每6个月至1年为乙方所辐射周围居民提供健康知识教育和普及，内容重点应集中在高血压的自我管理。

3.2. 甲方应指导及协助乙方完成以上知识普及工作。

3.3. 甲方应指导乙方制定合理的社区患者随访及康复计划。

3.4. 甲方在乙方的要求下，结合自身条件为乙方所辐射居民进行义诊或咨询活动。

4. 甲方有责任按照高血压达标中心的各项规章制度，举行如联合例会、病例分析会及流程改进会议等会议，持续改进牵头医院与卫星医疗机构之间的合作机制。

5. 在合作过程中，甲乙双方建立双向转诊通道，指定专人具体负责双向转诊工作。

6. 在合作过程中，甲方对乙方提供的信息承担保密义务。

（四）乙方责任

1. 负责对无法处理的高血压急症、难治性高血压的患者进行初步诊断，并根据协定的流程，合理及时地将患者转诊至甲方医院。

1.1. 乙方需将高血压患者的院前诊断检查信息传输到甲方进行远程会诊。

1.2. 乙方有义务对高血压急诊患者进行必要的转诊前现场诊疗处理。

1.3. 乙方有义务向甲方开放医院相关设施建设，以供评估其诊疗、随诊及康复治疗能力。

2. 参加甲方组织的各项培训活动，有义务配合甲方对乙方的医务人员进行每6个月至1年一次的培训活动，有相关专业的新医务人员入职时，应尽早完成高血压疾病知识和转诊流程的培训。

3. 乙方有义务配合甲方完成乙方医疗机构所辐射区域患者的随访以及高血压知识培训。

4. 乙方有义务参加甲方组织的联合例会及相关流程培训会议。

5. 指定专人具体负责双向转诊工作。

（五）甲乙双方责任

1. 双方共同努力搭建院间医疗信息会诊平台。

2. 为双方科研合作项目提供诊治数据和信息。

三、家庭医生签约服务的实施方案

为进一步促进做实做优医共体内家庭医生签约服务，提升分院家庭医生团队履约能力，提高公共卫生和医疗的综合服务水平，根据《四川省家庭医生签约服务规范》和《四川省卫生健康委员会2020年紧密型县域医共体全专结合家庭医生签约服务模式改革试点项目实施方案》等相关文件精神，结合总医院实际情况，特制定本方案。

（一）指导思想

按照医共体改革公共卫生工作的方针政策，依托高血压、糖尿病"两病"健康管理，进一步做实家庭医生签约服务，促进医防融合。

（二）工作内容

1. 工作范围、原则与目标

（1）工作范围：西昌市人民总医院9家公共卫生分院。

（2）工作原则：①现场指导与远程指导相结合的原则；②供求结合原则。专科医生根据各分院全科医生或病人需求结合自身工作实际选择指导和会诊形式。

（3）工作目标：①西昌市人民医院专科医生与分院全科医生建立上下协同联动的工作机制和服务模式；②各分院建立"两病"签约人数相适应的全科医生和专科医生组成的家庭医生团队；③分别制定高血压、糖尿病家庭医生签约服务包；④在管的"两病"患者签约率不低于80%；签约对象的血压、血糖控制率不低于70%。

2. 工作职责与措施

（1）工作职责。全专结合家庭医生签约服务工作的主体为分院，专科医生负责提供技术支持，参与风险评估、会诊、培训、协助预约转诊，重点参与中高风险人群的健康管理。

分院"两病"团队长负责带领团队制定工作计划，确立工作指标任务，统筹协调日常事务；家庭医生负责签约、履约相关工作，包括慢病随访、健康状况评估、定制个性化健康干预计划等；医务助理（护士）负责内部事务管理、个性化的健康干预活动执行；公共卫生人员负责健康管理和健康干预。家庭医生与专科医生之间要加强协作沟通，履行好工作职责，共同做好家庭医生签约服务工作。

（2）工作措施。

①建立"两病"临床特色科室。在西城社区卫生服务中心建设上下协同的"两病"临床特色门诊。西昌市人民医院心血管和内分泌科专科医生每周组织固定人员到两病特色门诊坐诊，充分发挥专科特长，不断加强分院特色专科人才、技术、设备、环境等建设，不断提升"两病"的门诊量，提高血压、血糖控制率。

②搭建远程工作互动平台。除"两病"临床特色专科及培训等需要现场指导外，其余均利用"总医院高血压患者健康管理群"和"总医院糖尿病患者健康管理群"进行远程指导。所有全科医生、专科医生等团队成员通过微信群或电话互联互通，开展远程咨询解答和会诊等工作。

③打造"两病"医防融合服务团队。新构建的全专结合家医团队应贯彻执行基本医疗和基本公共卫生结合的工作理念，利用专科医生的资源优势，进一步强化"医防融合"的工作模式。

④制定全专结合家庭医生签约服务包，完成签约注册。以家庭医生团队为单位引导签约服务对象自愿签订匹配适宜的健康管理服务基础包（附件2）和强化包（附件3）。基础包服务对象为无并发症或合并症的心血管疾病风险较低的高血压、糖尿病患者，强化包服务对象为心血管疾病风险中危以上、出现并发症或合并症的高血压、糖尿病患者。家庭医生团队在签约过程

中做好家庭医生签约服务模式、国家基本公共卫生服务项目内容、个性化健康管理服务包内容介绍。

⑤建立全专结合家庭医生签约服务模式。

第一，协同服务。西昌市人民医院专科医生与各分院的家庭医生团队建立上下协同的服务模式，通过远程或现场指导团队开展签约人群健康风险评估、共同制定健康干预计划，参与中高风险人群的健康管理、巡诊、会诊、转诊、带教、座谈、查房、培训等履约服务技术指导，助力履约服务指标任务的完成。

第二，健康评估。首次建档完成疾病的诊断性评估和心血管风险评估，采用 ICU-10 诊断编码记录诊断评估信息，使用信息系统进行健康管理。

第三，制定健康管理计划，提供持续性健康管理服务。根据国家相关疾病防治和患者教育指南等，结合签约服务对象健康需求和风险评估情况，制定个性化的健康管理目标和健康干预计划。以家庭医生团队为核心，通过远程、现场和协同、转诊服务等方式，共同执行健康干预计划。

第四，建立"两病"工作台账。通过"两病"工作电子台账收集整理工作图片、工作数据等，及时更新、记录签约居民健康管理服务情况，掌握工作进度。

第五，建立质控机制，持续优化服务过程。各分院每月指定专人负责统计分析工作的核心指标和效果指标，及时发现问题，提出优化改进措施。质控结果与家庭医生团队考核激励机制挂钩。

⑥进一步畅通双向转诊通道。家庭医生和"两病"专科医生均应按照西昌市人民医院医务部制定的双向转诊工作制度及流程使用转诊单进行双向转诊，并做好登记。各分院和西昌市人民医院通过总医院"双向转诊工作群"或"高血压患者健康管理群""糖尿病患者健康管理群"对接转诊，加强沟通联系，保证转诊通道的顺畅；西昌市人民医院内分泌和心血管专科医生每周五下午通过"双向转诊工作群"反馈分院上转人员名单；各分院加强对上转人员的追踪管理，促进指标任务的完成。

⑦资料收集上报。家庭医生收集汇总工作开展情况，与专科医生共同复核，每月5日前报送工作报表电子版至公共卫生管理部。

(三) 实施步骤

(1) 宣传动员阶段 (2020年9月上旬)。各分院根据"两病"服务人群和全科医生的数量组建"两病"签约人数相适应的家庭医生团队，团队长一般由全科医生担任，核心成员由全科医生、专科医生、护士、公卫人员组成。

西昌市人民总医院根据心血管内科和内分泌科医生的数量合理分配人员，确保各分院"两病"管理团队中各有1名专科医生的加入。团队构架、工作流程及工作职责上墙公示。各分院与专科医生充分沟通协调，结合实际制定工作计划，筹备相关工作。

(2) 启动实施阶段 (2020年9~12月)。召开全专结合家庭医生签约服务工作启动会，开启现场和远程全专结合模式的家庭医生签约服务工作。

(3) 监测评估阶段 (2020年12月底)。由各分院按照"两病"家庭医生签约服务包中具体服务项目列表的要求及监测指标 (附件1) 对该项目进行总结评估，西昌市人民总医院进行考核指导，兑现奖惩，确保各项工作落到实处。

(四) 保障措施

(1) 组织管理。西昌市人民总医院要加强对项目的组织管理，成立工作领导小组 (附件4)，严格按上级文件要求组织实施相关工作，切实提高项目执行能力。

(2) 资金管理。西昌市人民总医院将加强项目资金管理，用于特色科室基本配置和环境改善、团队建设、签约服务成本、下沉指导的专科医生的绩效考核奖励等，确保专款专用。

(3) 奖惩机制。

①专科医生。由西昌市人民医院质控办每月负责督查科室，查看接诊工作台账、反馈、培训、指导等工作。医院将按照血压、血糖控制达标任务数的完成情况，培训、坐诊、转诊等工作量给予奖励。

②分院。由总医院公共卫生管理部负责督查分院全专结合家庭医生签约服务工作，分院要结合高血压一体化管理项目，对控制不满意人员加强远程随访追踪和转诊等工作。根据各分院"两病"签约、控制率完成情况、转

诊人数等指标任务的完成情况给予奖励。

③对于工作敷衍和考核不合格的科室和分院主要负责人，总医院将给予通报批评，并取消当年评优资格。

结 束 语

县域医疗服务共同体是指以县级医院为龙头，整合县乡医疗卫生资源，实施集团化运营管理。着力改革完善县级医院、乡镇卫生院（社区卫生服务中心）的管理体制和运行机制，形成服务共同体、责任共同体、利益共同体、管理共同体，促进县域内医疗卫生资源合理配置、医共体内人员正常流动、基层医疗服务能力明显提升、就医秩序合理规范，逐步实现"制度强、服务强""人民健康水平高、对医改满意度高"的目标。

开展医共体建设试点，是深化医药卫生体制改革新的突破口，对于整体提高县域医疗资源配置和使用效率、加快提升基层医疗卫生服务能力、推动分级诊疗制度建设、缓解"看病难、看病贵"问题、更好地满足人民群众的健康需求，具有十分积极的意义。

高血压病作为主要慢病之一，患病率高，其引起的心、脑、肾等并发症发生率高，疾病负担重，已成为全球重要的公共卫生和健康问题。高血压病的防治重心主要在社区基层，但目前治疗和控制率不容乐观。故通过医共体这一桥梁，实现医疗资源共享，提高基层全科医师高血压病管理的水平，培养一批合格的基层高血压病管理医师迫在眉睫。

参考文献

[1] 曹艳芳 .H市县域医共体建设问题与对策 [D].合肥：安徽大学，2018：9-16.

[2] 曾静，唐远平，高薇薇，等 .调查研究高血压社区规范化项目管理效果评价 [J].广东医学，2012，33（11）：1653-1655.

[3] 瘳新学，王礼春，李欣 .高血压基础与临床 [M].北京：人民军医出版社，2011.

[4] 董徽，陈阳，邹玉宝，等 .青年高血压患者肾动脉狭窄合并巨大动脉瘤一例 [J].中国循环杂志，2021，36（1）：86-87.

[5] 钭晶晶，郑聪霞，谢筱娥，等 .妊娠期高血压疾病的危险因素分析及围生期保健的预防作用研究 [J].中国妇幼保健，2020，35（12）：2216-2219.

[6] 段晓青，林美蓉 .中医食疗在高血压护理中的应用研究 [J].临床医药文献电子杂志，2020，7（33）：76-77.

[7] 冯芮华，王增武，王小万，等 .高血压社区规范化管理中常用抗高血压药物的成本 - 效果研究 [J].中国全科医学，2016，19（1）：92-95.

[8] 苟文丽，薛艳 .妊娠期高血压疾病国际指南与中国实践 [J].中国实用妇科与产科杂志，2017，33（06）：559-563.

[9] 顾昕 .财政制度改革与浙江省县域医共体的推进 [J].治理研究，2019，35（01）：12-20.

[10] 郭力，李廷俊 .高血压预防与调养 [M].北京：中国中医药出版社，2016.

[11] 侯准科，田庆丰，谭琳琳，等 .不同管理模式高血压患者生命质量评价 [J].中国卫生事业管理，2011，（5）：385-387.

[12] 黄金定，李芸芸，丁娜，等.信息化健康教育在高血压慢病分级管理中的应用 [J].护理学杂志，2019，34(12)：91-93.

[13] 黄振文，张菲斐.高血压 [M].上海：上海交通大学出版社，2010.

[14] 江蒙喜.县域医共体改革发展效果的评价指标体系构建：基于浙江省德清县的案例研究 [J].卫生经济研究，2018(12)：11-13.

[15] 江长勇，杨梅，胡薇.社区高血压签约患者参与慢病健康管理的影响因素研究 [J].中国全科医学，2020，23(3)：323-326，332.

[16] 康玉明，李宏宝，齐杰，等.高血压中枢发病机制的研究进展 [J].西安交通大学学报(医学版)，2017，38(01)：1-6.

[17] 李建平，卢新政，霍勇，等.H 型高血压诊断与治疗专家共识 [J].中华高血压杂志，2016，24(02)：123-127.

[18] 李谋，白利华，王艳.糖尿病女性妊娠早期白大衣高血压发生率及其与妊娠期高血压关系的研究 [J].中国实验诊断学，2021，25(1)：49-53.

[19] 李念宣，胡森，高玉帅，等.神经生长因子经鼻脑靶向联合血肿清除术治疗高血压脑出血 [J].中国老年学杂志，2021，41 (5)：927-930.

[20] 李苏宁，陈祚，王增武，等.我国老年人高血压现状分析 [J].中华高血压杂志，2019，27(02)：140-148.

[21] 李伟，周乐，刘新辉，等.盐敏感性高血压发病机制再认识 [J].中华高血压杂志，2012，20(10)：941-945.

[22] 林伟龙.基于利益相关者分析的安徽省天长市县域医共体实践研究 [D].北京：北京协和医学院，2017：12-23.

[23] 卢海霞，何炜，钱湘云，等.我国社区高血压人群分级管理的研究进展 [J].中国全科医学，2011，14(35)：4010-4012.

[24] 芦波，桂明泰，符德玉.肥胖相关高血压的发病机制 [J].国际心血管病杂志，2015，42(01)：16-18+25.

[25] 罗伊凡，张婷，王晨，等.医共体模式下高血压管理现况及分析 [J].社区医学杂志，2020，18(14)：1039-1042.

[26] 吕婷婷，孙丙毅，李圆，等.高血压发病机制及相关进展 [J].医学

综述，2018，24(23)：4689-4693.

[27] 牟宝华，陈勇德，鲁君敏，等.医共体下医院管理制度的探索与研究[J].现代医院管理，2018，16(06)：2-3+1.

[28] 聂连涛，阮炳新，张芳芳，等.全科医生应了解原发性高血压亚型"纵向高血压"[J].中国全科医学，2021，24(11)：1389-1393.

[29] 潘国平.天杭社区高血压分级管理效果评价[D].浙江：浙江大学，2011：29-35.

[30] 申丽君，黄成凤，李乐乐，等.县域医共体模式的探索与实践——以安徽省天长市为例[J].卫生经济研究，2018(12)：7-11.

[31] 孙梦.县域医共体下的"两慢病"分级诊疗改革[J].中国卫生，2020(10)：36.

[32] 覃娴静，徐婷婷，高洪达，等.县域医共体改革后乡镇卫生院医疗服务能力的变化[J].广西医学，2018，40(24)：2932-2935.

[33] 王继光.高血压的分级、分期和分型管理[J].内科理论与实践，2014，9(6)：365-368.

[34] 王丽萍，徐爱军.高血压患者的治疗路径及分级诊疗开展现状研究[J].中国全科医学，2018，21(10)：1183-1187，1192.

[35] 王永馨，李小菊，井明霞，等.社区老年高血压患者服药依从性影响因素的路径分析[J].中国全科医学，2021，24(4)：503-508.

[36] 王增武，王馨，张林峰，等.社区高血压控制：血压管理效果的评价[J].中华流行病学杂志，2010，31(1)：1-4.

[37] 王忠玲.探讨高血压药物治疗的研究进展[J].中西医结合心血管病电子杂志，2020，8(36)：23+32.

[38] 魏宁，封国生，张柠.医联体平台下患者分级诊疗阶段性效果分析：以高血压患者为例[J].中华医院管理杂志，2020，36(3)：180-183.

[39] 杨红霞，景策，刘睿，等.高血压发病机制研究进展[J].医学综述，2019，25(22)：4483-4487.

[40] 杨军，武军元，何新华.中国高血压急症诊治规范[J].岭南急诊医学杂志，2020，25(05)：427-433+441.

[41] 易琦峰，杨艳，安如俊，等 . 医院 - 社区一体化模式对社区老年高血压分级管理的效果 [J]. 中南大学学报 (医学版)，2015，40 (11)：1258-1263.

[42] 尹红燕，谢瑞瑾，马玉龙，等 . 安徽省医共体模式的探索和实践 [J]. 中国卫生政策研究，2017，10 (07)：28-32.

[43] 余振球 . 中国高血压分级诊疗指南 [M]. 北京：科学出版社，2017.

[44] 张翎 . 社区高血压分级管理及预防措施的效果评价 [J]. 中国实用护理杂志，2012，28 (3)：76-77.

[45] 张平 . 县域医共体建设的浙江承载 [J]. 卫生经济研究，2018 (12)：3-6.

[46] 赵仙先，马丽萍，陈翔，等 . 高血压 [M]. 上海：第二军医大学出版社，2016.

[47] 赵欣 . 高血压分级管理及预防措施在高血压治疗过程中的应用效果 [J]. 实用糖尿病杂志，2019，15 (2)：41-42.

附　件

"两病" 家庭医生签约服务监测指标

监测指标	签约管理的高血压患者
签约	签订服务协议
建立档案	建立高血压患者健康管理档案，并定期维护更新
持续管理	心血管危险分层评估百分比
	至少每季度查一次血压
	至少每半年查一次 LDL–C
	至少每年检查一次心电图
	至少每年检查一次空腹血糖
	至少每年检查一次肾功能(肌酐、尿素氮)
效果指标	签约人群中最近一次 (3 个月内) 血压 < 140/90mmHg 百分比
	签约人群中最近一次 (3 个月内) 血压 < 130/180mmHg 百分比
	* 签约人群中最近一次 (半年内) LDL–C 值达标的百分比 达标是指：未合并动脉粥样硬化性心血管疾病 < 2.6mmol/L/ 合并动脉粥样硬化性心血管疾病 < 1.8mmol/L

监测指标	签约管理的糖尿病患者
签约	签订服务协议
建立档案	建立糖尿病患者健康管理档案，并定期维护更新

监测指标	签约管理的糖尿病患者
持续管理	至少每季度查一次血压
	至少每季度查一次血糖
	至少每半年查一次 HbA1C
	至少每半年查一次 LDL–C
	至少每年检查一次肾功能（肌酐、尿素氮）
	至少每年检查一次眼底
效果指标	最近一次（半年内）血压 <140/80mmHg 百分比
	* 最近一次（半年内）HbA1C 值＜ 7.0% 的百分比
	* 最近一次（半年内）LDL–C 值达标的百分比 达标是指：未合并动脉粥样硬化性心血管疾病＜ 2.6mmol/L/ 合并动脉粥样硬化性心血管疾病＜ 1.8mmol/L

附件2

基础包服务包具体服务项目列表

服务项目	服务内容	服务频次（次／年）	备注
签约注册	匹配固定的家庭医生团队		
建立专属电子健康信息库	建立连续、全面的电子健康信息库，定期更新	≥4次	
综合评估健康状况	家庭医生团队开展疾病综合性评估（包含风险等级、并发症、合并症等）	1	按照《诊断学》《高血压基层诊疗指南（2019）》《2018国家基层糖尿病防治管理指南》执行。
	家庭医生团队开展健康危险因素评估	1	健康危险因素评估表
制订执行健康管理计划	家庭医生团队与患者沟通健康状况评估结果，共同制订管理目标、治疗方案和随访计划	≥4次	
提供专项健康教育服务	家庭医生团队帮助患者掌握必要的疾病自我管理常识和方法	2	参照《中国高血压患者教育指南》《2018国家基层糖尿病防治管理指南》执行。
签约机构诊疗服务绿色通道	签约机构提供预约服务、一站式服务等便利性服务项目		签约机构根据实际情况改造服务环境、优化服务流程
提供上级医院专科医生协同服务	上级医院提供专家门诊服务		签约机构全专科联合门诊
	协助提供精准的上级医院专家转诊		医共体转诊绿色通道

附件3

强化服务包具体服务项目列表

服务项目	服务内容	服务频次（次／年）	备注
签约注册	匹配固定的家庭医生团队		
建立专属电子健康信息库	建立连续、全面的电了健康信息库，定期更新	≥6次	
综合评估健康状况	家庭医生团队开展患者疾病综合性评估（包含风险等级、并发症、合并症等）	1	按照《诊断学》《高血压基层诊疗指南（2019）》《2018国家基层糖尿病防治管理指南》执行
	家庭医生团队开展健康危险因素评估	1	健康危险因素评估表
制订执行健康管理计划	家庭医生团队与患者沟通健康状况评估结果，共同制订管理目标、治疗方案和随访计划；科学控制血压、血糖、血脂等关键指标；减少和控制高血压或糖尿病对心、脑、肾等器官损害和急性动脉粥样硬化性心血管病发病风险	≥6次	
提供健康指导服务	签约机构举行健康沙龙、对患者开展生活方式指导	4	
提供药事服务	家庭医生团队为患者提供药物使用咨询、合理用药指导	2	
签约机构诊疗服务绿色通道	签约机构提供预约服务、一站式服务、诊前服务等便利性服务项目		签约机构根据实际情况改造服务环境和优化服务流程
提供上级医院专科医生协同服务	上级医院提供专家门诊服务		
	协助提供精准的转诊上级医院专家		
	上级医院协助提供检查绿色通道		医共体根据实际情况执行
	协助提供转诊上级医院住院		医共体根据实际情况执行

附件4

西昌市人民总医院2020年"两病"全专结合家医签约服务

工作领导小组

组　长：刘易其　　　院　长

副组长：陈　勇　　　副院长

成　员：范从华　　　市人民医院医务部部长、主任医师

　　　　张晓梅　　　市人民医院护理部主任、主任护师

　　　　王向阳　　　市人民医院财务科科长

　　　　易德茂　　　市人民医院心内科副主任、主任医师

　　　　宋　英　　　市人民医院内分泌科主任、主任医师

　　　　黄雪莲　　　市人民总医院公共卫生部部长、主治医师

　　　　高　林　　　市人民总医院西城社区卫生服务中心执行主任、

　　　　　　　　　　副主任医师

　　　　张　东　　　市人民总医院北城社区卫生服务中心执行主任、

　　　　　　　　　　医师

　　　　马　莉　　　市人民总医院安宁分院执行院长、副主任护师

　　　　聂德勇　　　市人民总医院礼州分院执行院长、副主任医师

　　　　谌伟生　　　市人民总医院佑君分院执行院长、主管药师

　　　　许建宏　　　市人民总医院小庙分院执行院长、副主任医师

　　　　蔡　锦　　　市人民总医院马道分院执行院长、主治医师

　　　　董　艳　　　市人民总医院太和分院执行院长、医师

　　　　马友琼　　　市人民总医院四合分院执行院长、医师

领导小组下设办公室，办公室设在公共卫生部，黄雪莲同志兼任办公室主任，高彩如、陶开英负责日常事务。